内科疾病 诊断与治疗精要

主编 隋 昊 葛晓棣 王 军 白明华

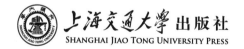
上海交通大学出版社
SHANGHAI JIAO TONG UNIVERSITY PRESS

内容提要

本书通过结合国内外最新临床研究成果及内科医师多年临床疾病诊疗经验，主要对内科疾病常见症状与体征，以及内科常见疾病的病因及发病机制、病理生理、临床表现、实验室检查、诊断与鉴别诊断、治疗及预后进行了详细描述。本书内容丰富，层次清晰，可以为广大医务工作者及从事相关行业工作者提供重要参考。

图书在版编目（CIP）数据

内科疾病诊断与治疗精要 / 隋昊等主编. --上海：
上海交通大学出版社，2023.12
　　ISBN 978-7-313-29356-5

　　Ⅰ．①内… Ⅱ．①隋… Ⅲ．①内科—疾病—诊疗
Ⅳ．①R5

　　中国国家版本馆CIP数据核字（2023）第169942号

内科疾病诊断与治疗精要
NEIKE JIBING ZHENDUAN YU ZHILIAO JINGYAO

主　　编：隋　昊　葛晓棣　王　军　白明华
出版发行：上海交通大学出版社
邮政编码：200030
印　　制：广东虎彩云印刷有限公司
开　　本：710mm×1000mm　1/16
字　　数：220千字
版　　次：2023年12月第1版
书　　号：ISBN 978-7-313-29356-5
定　　价：198.00元

地　　址：上海市番禺路951号
电　　话：021-64071208

经　　销：全国新华书店
印　　张：12.5
插　　页：2
印　　次：2023年12月第1次印刷

编委会

◎ **主　编**

隋　昊　葛晓棣　王　军　白明华

◎ **副主编**

李　颖　刘　斌　于传民　韩桂新

◎ **编　委**（按姓氏笔画排序）

于传民（山东省济南市济阳区济阳街道办事处社区卫生服务中心）

王　军（山东省邹城市大束镇卫生院）

白明华（山东省聊城市人民医院）

刘　斌（山东省齐河县中医院）

李　颖（中南大学湘雅三医院）

张玲玲（山东省泰安市宁阳县第一人民医院）

贾慧芬（山东省日照市华方中医医院）

隋　昊（山东省青岛市城阳区人民医院）

葛晓棣（山东省无棣县小泊头镇卫生院）

韩桂新（山东省夏津县人民医院）

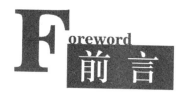
前言

　　内科学作为一门基础学科，在临床医学中占据极其重要的位置，涵盖了人体各大系统的常见疾病，非常全面的讲述了各疾病的病因、机制、治疗、预后及预防，为其他临床学科的学习奠定了非常重要的基础。随着我国经济社会的不断发展，人民生活水平的不断提高，我国对医疗服务的质量提出了越来越高的要求。现代临床医疗工作随着信息技术、生物技术和其他高新技术的发展和应用，以及临床新理念和新技术不断涌现，使得各学科之间的专业分化和交叉日益明显，让我们对疾病的预防、诊断、治疗、转归和康复的认识更加深入。目前，探求疾病预防、诊断、治疗、转归和康复的规律，是对广大医务人员的挑战，更是新的发展机遇，而内科学作为临床医学的一个重要学科，需要我们不断探讨与学习。

　　因此，为了满足广大临床医师及医学生对于内科疾病治疗的学习和对最新临床内科研究成果的需要，为了医务工作者能够在疾病的治疗上更具选择性，我们邀请多位具有丰富临床内科疾病诊疗方面经验的专家，编写了《内科疾病诊断与治疗精要》一书。

　　本书通过结合中西方最新临床研究成果及内科医师多年临床疾病诊疗经验，分别介绍了内科疾病常见症状与体征、神经内科疾病、呼吸内科疾病、心内科疾病、肾内科疾病、内分泌科疾病的内容，对各科常见疾病的病因及发病机制、临床表现、实验室检查、诊断与鉴别诊断、治疗及预后进行了详细描述。本书内容丰富，层次清晰，涉及面广，有助于内科医师对疾病做出正确诊断和制订合理的治疗计划；且融入临床最新科研成果，具有指导性、启发性、新颖性的特点，可以为广大医务工作者及从事相关行业工作者提供重要参考。

  由于内科学科尚处在不断发展的阶段，医学知识日新月异，加之编者们经验有限，编写时间仓促，书中存在的错误和不足之处，希望各位读者能够提出批评和建议，便于我们日后学习与修正。

《内科疾病诊断与治疗精要》编委会

2023 年 1 月

Contents 目 录

内科疾病常见症状与体征

第一节　头　　痛

　　狭义的头痛只是指颅顶部疼痛而言,广义的头痛可包括面、咽、颈部疼痛。对头痛的处理首先应找到产生的原因。急性剧烈头痛与既往头痛无关,且以暴发起病或不断加重为特征者,提示有严重疾病存在,可带来不良后果。慢性或复发性头痛,成年累月久治不愈,多半属血管性或精神性头痛。临床上绝大部分患者是慢性或复发性头痛。

一、病因

(一)全身性疾病伴发的头痛

　　(1)高血压:头痛位于枕部或全头,跳痛性质,晨醒最重为高血压性头痛的特征,舒张压在17.3 kPa(130 mmHg)以上者较常见。

　　(2)肾上腺皮质功能亢进、原发性醛固酮增多症、嗜铬细胞瘤等,常引起持续性或发作性剧烈头痛,头痛与伴随儿茶酚胺释放时阵发性血压升高有关。

　　(3)颞动脉炎:50岁以上,女性居多,头痛剧烈,常突然发作,并呈持续跳动性。一般限于一侧颞部,常伴有皮肤感觉过敏;受累的颞动脉发硬增粗,如管壁病变严重,颞动脉搏动消失,常有触痛,头颅其他血管也可发生类似病变。其可怕的并发症是单眼或双眼失明。本病不少患者伴有原因不明的"风湿性肌肉-关节痛",可有夜汗、发热、红细胞沉降率加速、白细胞计数增多。

　　(4)甲状腺功能减退或亢进。

　　(5)低血糖,当发生低血糖时通常有不同程度的头痛,尤其是儿童。

　　(6)慢性充血性心力衰竭、肺气肿。

(7)贫血和红细胞增多症。

(8)心脏瓣膜病变：如二尖瓣脱垂。

(9)传染性单核细胞增多症、亚急性细菌性心内膜炎、艾滋病所致的中枢神经系统感染或继发的机会性感染。

(10)头痛型癫痫：脑电图有癫痫样放电，抗癫痫治疗有效，多见于儿童的发作性剧烈头痛。

(11)绝经期头痛：头痛是妇女绝经期常见的症状，常伴有情绪不稳、心悸、失眠、周身不适等症状。

(12)变态反应性疾病引起的头痛常从额部开始，呈弥漫性，双侧或一侧，每次发作都是接触变应原后而发生，伴有过敏症状。头痛持续几小时甚至几天。

(13)急慢性中毒后头痛。①慢性铅、汞、苯中毒：其特点类似功能性头痛，多伴有头昏、眩晕、乏力、食欲减退、情绪不稳以及有自主神经功能紊乱。慢性铅中毒可出现牙龈边缘之蓝色铅线，慢性汞中毒可伴有口腔炎，牙龈边缘出现棕色汞线。慢性苯中毒伴有白细胞计数减少，血小板和红细胞计数也相继减少。②一氧化碳中毒。③有机磷农药中毒。④酒精中毒：宿醉头痛是在大量饮酒后隔天早晨出现的持续性头痛，由血管扩张所致。⑤颠茄碱类中毒：由于阿托品、东莨菪碱过量引起头痛。

(14)脑寄生虫病引起的头痛：如脑囊虫病通常是全头胀痛、跳痛，可伴恶心、呕吐，但无明显定位意义。脑室系统囊虫病头痛的显著特征为：由于头位改变突然出现剧烈头痛发作，呈强迫头位伴眩晕及喷射性呕吐，称为布伦斯征。流行病学史可以协助诊断。

(二)五官疾病伴发的头痛

1.眼

(1)眼疲劳：如隐性斜视、屈光不正尤其是未纠正的老视等。

(2)青光眼：眼深部疼痛，放射至前额。急性青光眼可有眼部剧烈疼痛，瞳孔常不对称，病侧角膜周围充血。

(3)视神经炎：除视物模糊外并有眼内、眼后或眼周疼痛，眼过分活动时产生疼痛，眼球有压痛。

2.耳、鼻、喉

(1)鼻源性头痛：是指鼻腔、鼻窦病变引起的头痛，多为前额深部头痛，呈钝痛和隐痛，无搏动性，上午痛较重，下午痛减轻，一般都有鼻病症状，如鼻塞、流脓涕等。

(2)鼻咽癌:除头痛外常有耳鼻症状如鼻衄、耳鸣、听力减退、鼻塞、脑神经损害(第Ⅴ、Ⅵ、Ⅸ、Ⅻ对较常见)及颈淋巴结转移等。

3.齿

(1)龋病或牙根炎感染可引起第2、3支三叉神经痛。

(2)柯斯顿综合征:即颞颌关节功能紊乱,患侧耳前疼痛,放射至颞、面或颈部,伴耳阻塞感。

(三)头面部神经痛

1.三叉神经痛

疼痛不超出三叉神经分布范围,常位于口-耳区(自下犬齿向后扩展至耳深部)或鼻-眶区(自鼻孔向上放射至眼眶内或外),疼痛剧烈,来去急骤,约数秒钟即过。可伴面肌抽搐,流涎流泪,结膜充血,发作常越来越频繁,间歇期正常。咀嚼、刷牙、说话、风吹颜面均可触发。须区别原发性或症状性三叉神经痛,后者检查时往往有神经损害体征,如颜面感觉障碍、角膜反射消失、颞肌咬肌萎缩等。病因有小脑脑桥角病变、鼻咽癌侵蚀颅底等。

2.眶上神经痛

眶上神经痛位于一侧眼眶上部,眶上切迹处有持续性疼痛并有压痛,局部皮肤有感觉过敏或减退,常见于感冒后。

3.舌咽神经痛

舌咽神经痛累及舌咽神经和迷走神经的耳、咽支的感觉分布区域,疼痛剧烈并呈阵发性,但也可呈持续性,疼痛限于咽喉,或波及耳、腭甚至颈部,吞咽、伸舌均可促发。

4.枕神经痛

病变侵犯上颈部神经感觉根或枕大神经或耳后神经,疼痛自枕部放射至头顶,也可放射至肩或同侧颞、额、眶后区域,疼痛剧烈,活动、咳嗽、打喷嚏使疼痛加重,常为持续性痛,但可有阵发性痛,常有头皮感觉过敏,梳头时觉两侧头皮感觉不一样。病因不一,可见于受凉、感染、外伤、上颈椎类风湿病、寰枢椎畸形、小脑扁桃体下疝畸形、小脑或脊髓上部肿瘤。

5.其他

疼痛性眼肌麻痹、带状疱疹性眼炎等。

(四)颈椎病伤引起的头痛

1.颈椎关节强硬及椎间盘病

头痛位于枕部或下枕部,多钝痛,单侧或双侧,严重时波及前额、眼或颞部,甚至同侧上臂,起初间歇发作,后呈持续性,多发生在早晨,颈转动以及咳嗽和用力时头痛加重。除由于颈神经根病变或脊髓受压引起者外神经体征少见,头和颈可呈异常姿势,颈活动受限,几乎总有枕下部压痛和肌痉挛,头顶加压可再现头痛。

2.类风湿关节炎和关节强硬性脊椎炎

枕骨下深部的间歇或持续疼痛,头前屈时呈锐痛和刀割样痛,头后仰或固定于两手间可暂时缓解,疼痛可放射至颜面部或眼。

3.枕颈部病变

寰枢椎脱位、寰枢关节脱位、寰椎枕骨化及颅底压迹均可产生枕骨下疼痛,屈颈或向前弯腰促发疼痛,平卧时减轻。小脑扁桃体疝、枕大孔脑膜瘤、上颈部神经纤维瘤、室管膜瘤、转移性瘤可牵拉神经根而产生枕骨下疼痛,向额部放射。头颅和脊柱本身病变诸如骨髓瘤、转移瘤、骨髓炎、脊椎结核、变形性骨炎引起骨膜痛,并产生反射性肌痉挛。

4.颈部外伤后

头痛剧烈,有时枕部一侧较重,持续性颈活动时加重,运动受限,颈肌痉挛。

(五)颅内疾病所致头痛

1.脑膜刺激性头痛

自发性蛛网膜下腔出血,起病突然,多为全头痛,扩展至头、颈后部,呈"裂开样"痛,常有颈项强直。脑炎、脑膜炎时也为全面性头痛,伴有发热及颈项强直,脑脊液检查有助于诊断。

2.牵引性头痛

由于脑膜与血管或脑神经的移位或过牵引产生。见于颅内占位病变、颅内高压症和颅内低压症。各种颅内占位病变如硬膜下血肿、脑瘤、脑脓肿等均可产生头痛。脑瘤头痛,起初常是阵发性,早晨最剧,其后变为持续性,可并发呕吐。阻塞性脑积水引起颅内压增高,头痛为主要症状,用力、咳嗽、排便时头痛加重,常并发喷射性呕吐、脉缓、血压高、呼吸不规则、意识模糊、癫痫、视盘水肿等。颅内低压症见于腰穿后、颅脑损伤、脱水等,腰穿后头痛于腰穿后 48 小时内出现,于卧位坐起或站立后发生头痛,伴恶心、呕吐,平卧后头痛缓解,腰穿压力在 6.9 kPa(70 cmH$_2$O)以下,严重时无脑脊液流出,可伴有颈部僵直感。良性高颅内压性头痛具有颅内压增高的症状,急性或发作性全头痛,有呕吐、眼底视盘水肿,腰穿压力增高,头颅 CT 或 MRI 无异常。

（六）偏头痛

偏头痛可有遗传因素，以反复发作性头痛为特征，头痛程度、频度及持续时间可有很大差别，多为单侧，常有厌食、恶心和呕吐；有些病例伴有情绪障碍。又可分为以下几种。

1.有先兆的偏头痛

有先兆的偏头痛占10%～20%，青春期发病，有家族史，劳累、情绪因素、月经期等易发。发作前常有先兆，如闪光、暗点、偏盲以及面、舌、肢体麻木等。继之以一侧或双侧头部剧烈搏动性跳痛或胀痛，多伴有恶心、呕吐、面色苍白、畏光或畏声。持续2～72小时恢复。间歇期自数天至十余年不等。

2.没有先兆的偏头痛

没有先兆的偏头痛最常见，无先兆或有不清楚的先兆，见于发作前数小时或数天，包括精神障碍、胃肠道症状和体液平衡变化，面色苍白、头昏、出汗、兴奋、局部或全身水肿则与典型偏头痛相同，头痛可双侧，持续时间较长，自十几小时至数天不等，随年龄增长头痛强度变轻。

3.眼肌瘫痪型偏头痛

眼肌瘫痪型偏头痛少见，头痛伴有动眼神经麻痹，常在持续性头痛3～5天后，头痛强度减轻时麻痹变得明显，睑下垂最常见。若发作频繁动眼神经偶可永久损害。颅内动脉瘤可引起单侧头痛和动眼神经麻痹。

4.基底偏头痛

基底偏头痛少见。见于年轻妇女和女孩，与月经周期明显有关。先兆症状包括失明、意识障碍和各种脑干症状，如眩晕、共济失调、构音障碍和感觉异常，历时20～40分钟，继之剧烈搏动性枕部头痛和呕吐。

5.偏瘫型偏头痛

偏瘫型偏头痛以出现偏瘫为特征，头痛消失后神经体征可保留一段时期。

（七）丛集性头痛

丛集性头痛为与偏头痛密切相关的单侧型头痛，男多于女，常在30～60岁起病，其特点是一连串紧密发作后间歇数月甚至数年。发作突然，强烈头痛位于面上部、眶周和前额，常在夜间发作，密集的短阵头痛每次15～90分钟；有明显的并发症状，包括球结膜充血、流泪、鼻充血，约20%患者同侧有Horner综合征（瞳孔缩小，但对光及调节反射正常，轻度上睑下垂，眼球内陷，患侧头面颈部无汗，颜面潮红，温度增高，由交感神经损害所致），发作通常持续3～16周。

(八)紧张型头痛

包括发作性及慢性肌肉收缩性头痛或非肌肉收缩性痛(焦虑、抑郁)。患者叙述含糊的弥漫性钝痛和重压感、箍紧感,几乎总是双侧性。偏头痛的特征样单侧搏动性疼痛少见,无明显恶心、呕吐等伴随症状。慢性头痛可以持续数十年,导致焦虑、抑郁状态,失眠、做噩梦、厌食、疲乏、便秘、体重减轻等。镇痛剂短时有效,但长期服用反而可能造成药物依赖性头痛,生物反馈是较好的治疗方法。

(九)脑外伤后头痛

脑外伤后头痛指外伤恢复期后的慢性头痛,主要起源于颅外因素,如头皮局部疤痕。可表现肌肉收缩性痛、偏头痛、功能性头痛。有时并发转头时眩晕、恶心、过敏和失眠。

二、诊断

(一)问诊

不少头痛病例的诊断(如偏头痛、精神性头痛等),主要是以病史为依据,特别要注意下列各点。

1.头痛的特点

(1)起病方式及病程:急、慢、长、短,发作性、持续性或在持续性基础上有发作性加重;注意发作时间长短及次数,以及头痛发作前后情况。

(2)头痛的性质及程度:压榨样痛、胀痛、钝痛、跳痛、闪电样痛、爆裂样痛、针刺样痛,加重或减轻因素,与体位的关系。

(3)头痛的部位:局部、弥散、固定、多变。

2.伴随症状

有无先兆(眼前闪光、黑蒙、口唇麻木及偏身麻木、无力),恶心、呕吐、头昏、眩晕、出汗、排便,五官症状(眼痛、视力减退、畏光、流泪、流涕、鼻塞、鼻出血、耳鸣、耳聋),神经症状(抽搐、瘫痪、感觉障碍),精神症状(如失眠、多梦、记忆力减退、注意力不集中、淡漠、忧郁等),以及发热等。

3.常见病因

有无外伤、感染、中毒或精神因素、肿瘤病史。

(二)系统和重点检查

在一般检查、神经检查及精神检查中应着重以下几点。

（1）体温、脉搏、呼吸、血压的测量。

（2）眼、耳、鼻、鼻窦、咽、齿、下颌关节有无病变,特别注意有无鼻咽癌迹象。

（3）头、颈部检查:注意有无强迫头位,颈椎活动幅度如何。观察体位改变(直立、平卧、转头)对头痛的影响。头颈部有无损伤、肿块、压痛、肌肉紧张、淋巴结肿大,有无血管怒张、发硬、杂音、搏动消失等。有无脑膜刺激征。

（4）神经检查:注意瞳孔大小、视力、视野,视盘有无水肿,头面部及肢体有无瘫痪和感觉障碍。

（三）分析方法

根据病史和体检的发现,对照前述病因分类中各种头痛的临床特点,进行细致考虑。一般首先考虑是神经官能症性还是器质性头痛。若属后者,分析是全身性疾病,还是颅内占位性病变或非占位性病变引起的头痛,或颅外涉及眼、耳、鼻、喉、齿部疾病和头面部神经痛性头痛。对一时诊断不清者,应严密观察,定期复查,切忌"头痛医头",以免误诊。

（四）选择辅助检查

根据前述设想,推断头痛患者可能的病因,依照拟诊,选作针对性的辅助检查,如怀疑蛛网膜下腔出血,可检查脑脊液;怀疑脑瘤,可作头颅 CT 或 MRI;怀疑颅内感染,可行脑电图检查。

第二节　心　　悸

一、概述

心悸是人们主观感觉心跳或心慌,患者主诉心脏像擂鼓样、心慌不稳等;常伴心前区不适,是由于心率过快或过缓、心律失常、心肌收缩力增加或神经敏感性增高等因素引起。一般健康人仅在剧烈运动、神经过度紧张或高度兴奋时才会有心悸的感觉,神经官能症或处于焦虑状态的患者即使没有心律失常或器质性心脏病,也常以心悸为主诉而就诊,而某些患器质性心脏病患者或出现频发期前收缩,甚至心房颤动而并不感觉心悸。

二、诊断

(一)临床表现

由于心律失常引起的心悸,在检查患者的当时心律失常不一定存在。因此,务必让患者详细陈述发病的缓急、病程的长短;发生心悸时的主观症状,如有无心脏活动过强、过快、过慢、不规则的感觉;持续性或阵发性;是否伴有意识改变;周围循环状态如四肢发冷、面色苍白以及发作持续时间等;有无多食、怕热、易出汗、消瘦等;心悸发作的诱因与体位、体力活动、精神状态以及麻黄碱、胰岛素等药物的关系。体检时重点检查有无心脏疾病的体征,如心脏杂音、心脏扩大及心律改变,有无血压增高、脉压增宽、动脉枪击音、水冲脉等高动力循环的表现,注意甲状腺是否肿大、有无突眼、震颤及杂音以及有无贫血的体征。

(二)辅助检查

为明确有无心律失常存在及其性质应做心电图检查,如常规心电图未发现异常,可根据患者情况予以适当运动,如仰卧起坐、蹲踞活动或 24 小时动态心电图检查,怀疑冠心病、心肌炎者给予运动负荷试验,阳性检出率较高,如高度怀疑有恶性室性心律失常者,应做连续心电图监测。如怀疑有甲状腺功能亢进、低血糖或嗜铬细胞瘤时可进行相关的实验室检查。

三、鉴别诊断

心悸的鉴别需明确其为心脏原发性节律紊乱引起还是继发循环系统以外的疾病所致,进一步需确定其为功能性还是器质性疾病导致的心悸。

(一)心律失常

1.期前收缩

期前收缩为心悸最常见的病因。不少正常人可因期前收缩的发生而以心悸就诊,心脏突然"悬空""下沉"或"停顿"感是期前收缩的特征。此种感觉不但与代偿间歇的长短有关,且往往与期前收缩后的心搏出量有关。心脏病患者发生期前收缩的机会更多,心肌梗死患者如期前收缩发生在前一心搏的 T 波上,特别容易引起室性心动过速或心室颤动,应及时处理。听诊可发现心跳不规则,第一心音增强,第二心音减弱或消失,以后有一较长的代偿间歇,桡动脉搏动减弱,甚至或消失,形成脉搏短绌。

2.阵发性心动过速

阵发性心动过速是一种阵发性规则而快速的异位心律,具有突发突止的特点,发作时间长短不一,心率在160～220次/分,大多数阵发性室上性心动过速是由折返机制引起,多无器质性心脏病,心动过速发作可由情绪激动、突然用力、疲劳或饱餐所致,亦可无明显诱因出现心悸、心前区不适、精神不安等,严重者可出现血压下降、头晕、乏力甚至心绞痛。室性心动过速最常发生于冠心病,尤其是发生过心肌梗死或室壁瘤的患者及心功能较差者;也可见于其他心脏病甚至无心脏病的患者。阵发性室上性心动过速和室性心动过速心电图不难鉴别,但宽 QRS 波室上性心动过速有时与室速难以区分,必要时可做心脏电生理检查。

3.心房颤动

心房颤动亦为常见心悸原因之一,特别是初发又未经治疗而心率快速者。多发生在器质性心脏病基础上。由于心房活动不协调,失去有效收缩力,加上快而不规则心室节律使心室舒张期缩短,心室充盈不足,因而心排血量不足,常可诱发心力衰竭。体征主要是心律完全不规则,输出量甚少的心搏可引起脉搏短绌,心率越快,脉搏短绌越显著。心电图检查示窦性 P 波消失,出现细小而形态不一的心房颤动波,心室率绝对不齐则可明确诊断。

(二)心外因素性心悸

1.贫血

常见病因和诱因有钩虫病、溃疡病、痔、月经过多、产后出血、外伤出血等。心悸因心率代偿性增快所致,头晕、眼花、乏力、皮肤黏膜苍白,为贫血疾病的共性,贫血纠正,心悸好转。各种贫血有其特有的临床表现:可有皮肤黏膜出血,上腹部压痛,消瘦,产后出血等。血常规、血小板计数、网织红细胞计数、血细胞比容、外周血及骨髓涂片、粪检寄生虫卵等可资鉴别。

2.甲状腺功能亢进症

以 20～40 岁女性多见。甲状腺激素分泌过多,兴奋和刺激心脏,心悸因代谢亢进心率增快引起,稍活动,心悸明显加剧,伴手震颤、怕热、多汗、失眠、易激动、食欲亢进、消瘦;甲状腺弥漫性肿大;有细震颤和血管杂音;眼球突出,持续性心动过速。实验室检查甲状腺摄碘率升高,甲状腺抑制试验阴性,血总 T_3、T_4 升高,基础代谢率升高等。

3.休克

由于全身组织灌注不足,微循环血流减少,致使心率增快,出现心悸。典型临床症状为皮肤苍白,四肢皮肤湿冷,意识模糊,脉快而弱,血压明显下降,脉压小,尿量减少,二氧化碳结合力和血 pH 有不同程度的降低,收缩压下降至 10.7 kPa(80 mmHg)以下,脉压＜2.7 kPa(20 mmHg),原有高血压者收缩压较原有水平下降30%以上。

4.高原病

高原病多见于初入高原者,由于在海拔3 000 m以上,大气压和氧分压降低,引起人体缺氧,心率代偿性增快而出现心悸,伴头痛、头晕、眩晕、恶心、呕吐、失眠、疲倦、气喘、胸闷、胸痛、咳嗽、咳血色泡沫痰、呼吸困难等,严重者可出现高原性肺脑水肿。X线检查:肺动脉段隆凸,右心室肥大,心电图见右心室肥厚及肺性P波等;血液检查:红细胞增多,如红细胞数>$6.5×10^{12}$/L,血红蛋白>185 g/L等。

5.发热性疾病

由病毒、细菌、支原体、立克次体、寄生虫等感染引起。心悸常与发热有明显关系,热退,则心悸缓解。根据原发病不同,有其不同临床体征,血、尿、粪常规检查及X线、超声检查等可明确诊断。药物作用所致的心悸:肾上腺素、阿托品、甲状腺素等药物使用后心率加快,出现心悸,停药后心悸逐渐消失。临床表现除原有疾病的症状外,尚有心前区不适、面色潮红、烦躁不安、心动过速等,详细询问用药史及停药后症状消失可资鉴别。

(三)妊娠期心动过速

由于胎儿生长需要,血流量增加,流速加快,心率加快而致心悸。多见于妊娠后期,有妊娠期的变化:如子宫增大、乳房增大、呼吸困难等症状,下肢水肿、心动过速、腹部随妊娠月龄的增加而膨大,可伴有高血压,尿妊娠试验、黄体酮试验、超声检查等鉴别不难。

(四)更年期综合征

主要与卵巢功能衰退,性激素分泌失调有关。多发生于45~55岁,激素分泌紊乱、自主神经功能异常而引起心悸。主要特征为月经紊乱,全身不适,面部皮肤阵阵发红,忽冷、忽热,出汗,情绪易激动,失眠、耳鸣,腰背酸痛,性功能减退等。血、尿中的雌激素及催乳素减少。促卵泡激素与促黄体生成素增高为诊断依据。

(五)心脏神经官能症

主要由于中枢神经功能失调,影响自主神经功能,造成心脏血管功能异常。患者群多为青壮年(20~40岁)女性,心悸与精神状态、失眠有明显关系。主诉较多,如呼吸困难、心前区疼痛、易激动、易疲劳、失眠、多梦、头晕、头痛、记忆力差、注意力涣散、多汗、手足冷、腹胀、尿频等。X线检查、心电图、超声心动图等检查正常。

第三节 发　　热

一、概述

正常人体的体温在体温调节中枢的控制下,人体的产热和散热处于动态平衡之中,维持人体的体温在相对恒定的范围之内。腋窝下所测的体温为 36～37 ℃;口腔中舌下所测的体温为 36.3～37.2 ℃;肛门内所测的体温为 36.5～37.7 ℃。在生理状态下,不同的个体、不同的时间和不同的环境,人体体温会有所不同。①不同个体间的体温有差异:儿童由于代谢率较高,体温可比成年人高;老年人代谢率低,体温比成年人低。②同一个体体温在不同时间有差异:正常情况下,人体体温在早晨较低,下午较高;妇女体温在排卵期和妊娠期较高,月经期较低。③不同环境下的体温亦有差异:运动、进餐、情绪激动和高温环境下工作时体温较高,低温环境下工作时体温较低。在病理状态下,人体产热增多,散热减少,体温超过正常时,就称为发热。发热持续时间在 2 周以内为急性发热,超过 2 周为慢性发热。

(一)病因

引起发热的病因很多,按有无病原体侵入人体分为感染性发热和非感染性发热两大类。

1.感染性发热

各种病原体侵入人体后引起的发热称为感染性发热。引起感染性发热的病原体有细菌、病毒、支原体、立克次体、真菌、螺旋体及寄生虫。病原体侵入机体后可引起相应的疾病,不论是急性还是慢性、局限性还是全身性,均可引起发热。病原体及其代谢产物或炎性渗出物等外源性致热原,在体内作用于致热原细胞如中性粒细胞、单核细胞及巨噬细胞等,使其产生并释放白细胞介素-1、干扰素、肿瘤坏死因子和炎症蛋白-1 等而引起发热。感染性发热占发热病因的50%～60%。

2.非感染性发热

由病原体以外的其他病因引起的发热称为非感染性发热。常见于以下原因。

(1)吸收热:由于组织坏死,组织蛋白分解和坏死组织吸收引起的发热称为吸收热。①物理和机械因素损伤：大面积烧伤、内脏出血、创伤、大手术后，骨折和热射病等。②血液系统疾病：白血病、恶性淋巴瘤、恶性组织细胞病、骨髓增生异常综合征、多发性骨髓瘤、急性溶血和血型不合输血等。③肿瘤性疾病：各种恶性肿瘤。④血栓栓塞性疾病：静脉血栓形成，如腘静脉、股静脉和髂静脉血栓形成；动脉血栓形成，如心肌梗死、脑动脉栓塞、肠系膜动脉栓塞和四肢动脉栓塞等；微循环血栓形成，如溶血性尿毒综合征和血栓性血小板减少性紫癜。

（2）变态反应性发热：变态反应发生时形成外源性致热原抗原抗体复合物，激活了致热原细胞，使其产生并释放白细胞介素-1(IL-1)、干扰素、肿瘤坏死因子和炎症蛋白-1等引起的发热。如风湿热、药物热、血清病和结缔组织病等。

（3）中枢性发热：有些致热因素不通过内源性致热原而直接损害体温调节中枢，使体温调定点上移后发出调节冲动，造成产热大于散热，体温升高，称为中枢性发热。①物理因素：如中暑等；②化学因素：如重度安眠药中毒等；③机械因素：如颅内出血和颅内肿瘤细胞浸润等；④功能性因素：如自主神经功能紊乱和感染后低热。

（4）其他：如甲状腺功能亢进、脱水等。

发热都是由于致热因素的作用使人体产生的热量超过散发的热量，引起体温升高超过正常范围。

(二)发生机制

1.外源性致热原的摄入

各种致病的微生物或它们的毒素、抗原抗体复合物、淋巴因子、某些致炎物质（如尿酸盐结晶和硅酸盐结晶）、某些类固醇、肽聚糖和多核苷酸等外源性致热原多数是大分子物质，侵入人体后不能通过血-脑屏障作用于体温调节中枢，但可通过激活血液中的致热原细胞产生 IL-1 等。IL-1 等的产生：在各种外源性致热原侵入人体内后，能激活血液中的中性粒细胞，单核-巨噬细胞和嗜酸性粒细胞等，产生 IL-1、干扰素、肿瘤坏死因子和炎症蛋白-1。其中研究最多的是 IL-1。

2.IL-1 的作用部位

（1）脑组织：IL-1 可能通过下丘脑终板血管器（此处血管为有孔毛细血管）的毛细血管进入脑组织。

（2）下丘脑视前区(POAH)神经元：IL-1 亦有可能通过下丘脑终板血管器毛细血管到达血管外间隙（即血-脑屏障外侧）的 POAH 神经元。

3.发热的产生

IL-1 作用于 POAH 神经元或在脑组织内再通过中枢介质引起体温调定点上移,体温调节中枢再对体温重新调节,发出调节命令。一方面,可能通过垂体内分泌系统使代谢增加和/或通过运动神经系统使骨骼肌阵缩(即寒战),引起产热增加;另一方面,通过交感神经系统使皮肤血管和立毛肌收缩,排汗停止,散热减少。这几方面作用使人体产生的热量超过散发的热量,体温升高,引起发热,一直达到体温调定点的新的平衡点。

二、发热的诊断

(一)发热的程度诊断

(1)低热:人体的体温超过正常,但低于 38 ℃。

(2)中度热:人体的体温为 38.1～39 ℃。

(3)高热:人体的体温 39.1～41 ℃。

(4)过高热:人体的体温超过 41 ℃。

(二)发热的分期诊断

1.体温上升期

此期为 IL-1 作用于 POAH 神经元或在脑组织内再通过中枢介质引起体温调定点上移,体温调节中枢对体温重新调节,发出调节命令,可通过代谢增加,骨骼肌阵缩(寒战),使产热增加;皮肤血管和立毛肌收缩,使散热减少。因此产热超过散热使体温升高。体温升高的方式有骤升和缓升两种。

(1)骤升型:人体的体温在数小时内达到高热或以上,常伴有寒战。

(2)缓升型:人体的体温逐渐上升在几天内达高峰。

2.高热期

此期为人体的体温达到高峰后的时期,体温调定点已达到新的平衡。

3.体温下降期

此期由于病因已被清除,体温调定点逐渐降到正常,散热超过产热,体温逐渐恢复正常。与体温升高的方式相对应的有两种体温降低的方式。

(1)骤降型:人体的体温在数小时内降到正常,常伴有大汗。

(2)缓降型:人体的体温在几天内逐渐下降到正常。体温骤升和骤降的发热常见于疟疾、大叶性肺炎、急性肾盂肾炎和输液反应。体温缓升缓降的发热常见于伤寒和结核。

(三)发热的分类诊断

1.急性发热

发热的时间在 2 周内为急性发热。

2.慢性发热

发热的时间超过 2 周为慢性发热。

(四)发热的热型诊断

把不同时间测得的体温数值分别记录在体温单上,将不同时间测得的体温数值按顺序连接起来,形成体温曲线,这些曲线的形态称热型。

1.稽留热

人体的体温维持在高热和以上水平达几天或几周。常见于大叶性肺炎和伤寒高热期。

2.弛张热

人体的体温在一天内都在正常水平以上,但波动范围在 2 ℃以上。常见于化脓性感染、风湿热、败血症等。

3.间歇热

人体的体温骤升到高峰后维持几小时,再迅速降到正常,无热的间歇时间持续一到数天,反复出现。常见于疟疾和急性肾盂肾炎等。

4.波状热

人体的体温缓升到高热后持续几天,再缓降到正常,持续几天后再缓升到高热,反复多次。常见于布鲁杆菌病。

5.回归热

人体的体温骤升到高热后持续几天,再骤降到正常,持续几天后再骤升到高热,反复数次。常见于恶性淋巴瘤和部分恶性组织细胞病等。

6.不规则热

人体的体温可高可低,无规律性。常见于结核病、风湿热等。

三、发热的诊断方法

(一)详细询问病史

1.现病史

(1)起病情况和患病时间:发热的急骤和缓慢,发热持续时间。急性发热常见于细菌、病毒、肺炎支原体、立克次体、真菌、螺旋体及寄生虫感染。其他有结缔组织病、急性白血病、药物热等。长期发热的原因,除中枢性原因外,还可包括以下四大类。①感染是长期发热最常见的原因,常见于伤寒、副伤寒、亚急性感染性心内膜炎、败血症、结核病、阿米巴肝病、黑热病、急性血吸虫病等;在各种感染中,结核病是主要原因之一,特别是某些肺外结核,如深部淋巴结结核、肝结核。②造血系统的新陈代谢率较高,有病理改变时易引起发热,如非白血性白血病、深部恶性淋巴瘤、恶性组织细胞病等。③结缔组织疾病如播散性红斑狼疮、结节性多动脉炎、风湿热等疾病,可成为长期发热的疾病。④恶性肿瘤增长迅速,当肿瘤组织崩溃或附加感染时,则可引起长期发热,如肝癌、结肠癌等早期常易漏诊。

(2)病因和诱因:常见的有流行性感冒、其他病毒性上呼吸道感染、急性病毒性肝炎、流行性乙型脑炎、脊髓灰质炎、传染性单核细胞增多症、流行性出血热、森林脑炎、传染性淋巴细胞增多症、麻疹、风疹、流行性腮腺炎、水痘、肺炎支原体肺炎、肾盂肾炎、胸膜炎、心包炎、腹膜炎、血栓性静脉炎、丹毒、伤寒、副伤寒、亚急性感染性心内膜炎、败血症、结核病、阿米巴肝病、黑热病、急性血吸虫病、钩端螺旋体病、疟疾、丝虫病、旋毛虫病、风湿热;药热、血清病、系统性红斑狼疮、皮肌炎、结节性多动脉炎、急性胰腺炎、急性溶血、急性心肌梗死、脏器梗阻或血栓形成,体腔积血或血肿形成,大面积烧伤,白血病、恶性淋巴瘤、癌、肉瘤、恶性组织细胞病、痛风发作、甲状腺危象、重度脱水、热射病、脑出血、白塞病、高温下工作等。

(3)伴随症状:有寒战、结膜充血、口唇疱疹、肝大、脾大、淋巴结肿大、出血、关节肿痛、皮疹和昏迷等。发热的伴随症状越多,越有利于诊断或鉴别诊断,所以应尽量询问和采集发热的全部伴随症状。寒战常见于大叶肺炎、败血症、急性胆囊炎、急性肾盂肾炎、流行性脑脊髓膜炎、疟疾、钩端螺旋体病、药物热、急性溶血或输血反应等。结膜充血多见于麻疹、咽结膜热、流行性出血热、斑疹伤寒、钩端螺旋体病等。口唇单纯疱疹多出现于急性发热性疾病,如大叶肺炎、流行性脑脊髓膜炎、间日疟、流行性感冒等。淋巴结肿大见于传染性单核细胞增多症、风疹、淋巴结结核、局灶性化脓性感染、丝虫病、白血病、淋巴瘤、转移癌等。

肝脾大常见于传染性单核细胞增多症、病毒性肝炎、肝及胆管感染、布鲁杆菌病、疟疾、结缔组织病、白血病、淋巴瘤及黑热病、急性血吸虫病等。出血可见于重症感染及某些急性传染病,如流行性出血热、病毒性肝炎、斑疹伤寒、败血症等。也可见于某些血液病,如急性白血病、重型再生障碍性贫血、恶性组织细胞病等。关节肿痛常见于败血症、猩红热、布鲁杆菌病、风湿热、结缔组织病、痛风等。皮疹常见于麻疹、猩红热、风疹、水痘、斑疹伤寒、风湿热、结缔组织病、药物热等。昏迷发生在发热之后者,常见于流行性乙型脑炎、斑疹伤寒、流行性脑脊髓膜炎、中毒性菌痢、中暑等;昏迷发生在发热前者,常见于脑出血、巴比妥类中毒等。

2.既往史和个人史

如过去曾患的疾病、有无外伤、做过何种手术、预防接种史和过敏史等。个人经历:如居住地、职业、旅游史和接触感染史等。职业:如工种、劳动环境等。发病地区及季节,对传染病与寄生虫病特别重要。某些寄生虫病如血吸虫病、黑热病、丝虫病等有严格的地区性。斑疹伤寒、回归热、白喉、流行性脑脊髓膜炎等流行于冬春季节;伤寒、乙型脑炎、脊髓灰质炎则流行于夏秋季节;钩端螺旋体病的流行常见于夏收与秋收季节。麻疹、猩红热、伤寒等急性传染病愈后常有较牢固的免疫力,第二次发病的可能性甚少。中毒型菌痢、食物中毒的患者发病前多有进食不洁饮食史;疟疾、病毒性肝炎可通过输血传染。阿米巴肝病可有慢性痢疾病史。

(二)仔细全面体检

(1)记录体温曲线:每天记录 4 次体温以此判断热型。

(2)细致、精确、规范、全面和有重点的体格检查。

(三)准确的实验室检查

1.常规检查

包括三大常规(即血常规、尿常规和大便常规)、红细胞沉降率和肺部 X 线片。

2.细菌学检查

可根据病情取血、骨髓、尿、胆汁、大便和脓液进行培养。

(四)针对性的特殊检查

1.骨髓穿刺和骨髓活检
对血液系统的肿瘤和骨髓转移癌有诊断意义。

2.免疫学检查
免疫球蛋白电泳、类风湿因子、抗核抗体、抗双链 DNA 抗体等。

3.影像学检查
如超声波、电子计算机 X 线体层扫描(CT)和磁共振成像(MRI)检查。

4.淋巴结活检

对淋巴组织增生性疾病的确诊有诊断价值。

5.诊断性探查术

对经过以上检查仍不能诊断的腹腔内肿块可慎重采用。

四、鉴别诊断

(一)急性发热

急性发热指发热在 2 周以内者。病因主要是感染,其局部定位症状常出现在发热之后。准确的实验室检查和针对性的特殊检查对鉴别诊断有很大的价值。如果发热缺乏定位,血细胞计数不高或减低、难以确定诊断的大多为病毒感染。

(二)慢性发热

1.长期发热

长期发热指中高度发热超过 2 周以上者。常见的病因有 4 类:感染、结缔组织疾病、肿瘤和恶性血液病。其中以感染多见。

(1)感染:常见的原因有伤寒、副伤寒、结核、败血症、肝脓肿、慢性胆囊炎、感染性心内膜炎、急性血吸虫病、传染性单核细胞增多症、黑热病等。

感染所致发热的特点:①常伴畏寒和寒战;②血白细胞数 $>10\times10^9$/L、中性粒细胞$>80\%$、杆状核粒细胞$>5\%$,常为非结核感染;③病原学和血清学的检查可获得阳性结果;④抗生素治疗有效。

(2)结缔组织疾病:常见的原因有系统性红斑狼疮、风湿热、皮肌炎、贝赫切特综合征、结节性多动脉炎等。

结缔组织疾病所致发热的特点:①多发于生育期的妇女;②多器官受累、表现多样;③血清中有高滴度的自身抗体;④抗生素治疗无效且易过敏;⑤水杨酸或肾上腺皮质激素治疗有效。

(3)肿瘤:常见于各种恶性肿瘤和转移性肿瘤。肿瘤所致发热的特点:无寒战、抗生素治疗无效、伴进行性消瘦和贫血。

(4)恶性血液病:常见于恶性淋巴瘤和恶性组织细胞病。恶性血液病所致发热的特点:常伴有肝脾大、全血细胞计数减少和进行性衰竭,抗生素治疗无效。

2.慢性低热

慢性低热指低度发热超过 3 周以上者,常见的病因有器质低热性和功能性低热。

（1）器质性低热：①感染，常见的病因有结核、慢性尿路感染、牙周脓肿、鼻旁窦炎、前列腺炎和盆腔炎等有注意进行有关的实验室检查和针对性的特殊检查对鉴别诊断有很大的价值；②非感染性发热，常见的病因有结缔组织疾病和甲状腺功能亢进，凭借自身抗体和毛、爪的检查有助于诊断。

（2）功能性低热：①感染后低热，急性传染病等引起高热在治愈后，由于体温调节中枢的功能未恢复正常，低热可持续数周，反复的体检和实验室检查未见异常；②自主神经功能紊乱，多见于年轻女性，一天内体温波动不超过 0.5 ℃，体力活动后体温不升反降，常伴颜面潮红、心悸、手颤、失眠等，并排除其他原因引起的低热后才能诊断。

第四节 发 绀

一、发绀的概念

发绀是指血液中脱氧血红蛋白增多，使皮肤、黏膜呈青紫色的表现。广义的发绀还包括由异常血红蛋白衍生物（高铁血红蛋白、硫化血红蛋白）所致皮肤黏膜青紫现象。

发绀在皮肤较薄、色素较少和毛细血管丰富的部位如口唇、鼻尖、颊部与甲床等处较为明显，易于观察。

二、发绀的病因、发生机制及临床表现

发绀的原因有血液中还原血红蛋白增多及血液中存在异常血红蛋白衍生物两大类。

（一）血液中还原血红蛋白增多

血液中还原血红蛋白增多引起的发绀，是发绀的主要原因。

血液中还原血红蛋白绝对含量增多。还原血红蛋白浓度可用血氧未饱和度表示，正常动脉血氧未饱和度为 5%，静脉内血氧未饱和度为 30%，毛细血管中血氧未饱和度约为前两者的平均数。每克血红蛋白约与 1.34 mL 氧结合。当毛细血管血液的还原血红蛋白量超过 50 g/L（5 g/dL）时，皮肤黏膜即可出现发绀。

1.中心性发绀

由于心、肺疾病导致动脉血氧饱和度（SaO_2）降低引起。发绀的特点是全身性的，除四肢与面颊外，亦见于黏膜（包括舌及口腔黏膜）与躯干的皮肤，但皮肤温暖。中心性发绀又可分为肺性发绀和心性混血性发绀两种。

（1）肺性发绀：①病因，见于各种严重呼吸系统疾病，如呼吸道（喉、气管、支气管）阻塞、肺部疾病（肺炎、阻塞性肺气肿、弥漫性肺间质纤维化、肺淤血、肺水肿、急性呼吸窘迫综合征）和肺血管疾病（肺栓塞、原发性肺动脉高压、肺动静脉瘘）等；②发生机制，是由于呼吸功能衰竭，通气或换气功能障碍，肺氧合作用不足，致使体循环血管中还原血红蛋白含量增多而出现发绀。

（2）心性混血性发绀：①病因，见于发绀型先天性心脏病，如法洛四联症、艾森门格综合征等；②发生机制，是由于心与大血管之间存在异常通道，部分静脉血未通过肺进行氧合作用，即经异常通道分流混入体循环动脉血中，如分流量超过心排血量的 1/3 时，即可引起发绀。

2.周围性发绀

由于周围循环血流障碍所致，发绀特点是常见于肢体末梢与下垂部位，如肢端、耳垂与鼻尖，这些部位的皮肤温度低、发凉，若按摩或加温耳垂与肢端，使其温暖，发绀即可消失。此点有助于与中心性发绀相互鉴别，后者即使按摩或加温，青紫也不消失。此型发绀又可分为淤血性周围性发绀、真性红细胞增多症和缺血性周围性发绀 3 种。

（1）淤血性周围性发绀：①病因，如右心衰竭、渗出性心包炎、心包压塞、缩窄性心包炎、局部静脉病变（血栓性静脉炎、上腔静脉综合征、下肢静脉曲张）等；②发生机制，是因体循环淤血、周围血流缓慢，氧在组织中被过多摄取所致。

（2）缺血性周围性发绀：①病因，常见于重症休克；②发生机制，由于周围血管痉挛收缩，心排血量减少，循环血容量不足，血流缓慢，周围组织血流灌注不足、缺氧，致皮肤黏膜呈青紫、苍白；③局部血液循环障碍，如血栓闭塞性脉管炎、雷诺病、肢端发绀症、冷球蛋白血症、网状青斑、严重受寒等，由于肢体动脉阻塞或末梢小动脉强烈痉挛、收缩，可引起局部冰冷、苍白与发绀。

（3）真性红细胞增多症：所致发绀亦属周围性，除肢端外，口唇亦可发绀。其发生机制是由于红细胞过多，血液黏稠，致血流缓慢，周围组织摄氧过多，还原血红蛋白含量增高所致。

3.混合性发绀

中心性发绀与周围性发绀并存,可见于心力衰竭(左心衰竭、右心衰竭和全心衰竭),因肺淤血或支气管-肺病变,致血液在肺内氧合不足以及周围血流缓慢,毛细血管内血液脱氧过多所致。

(二) 异常血红蛋白衍化物

血液中存在着异常血红蛋白衍化物(高铁血红蛋白、硫化血红蛋白),较少见。

1.药物或化学物质中毒所致的高铁血红蛋白血症

(1)发生机制:由于血红蛋白分子的二价铁被三价铁所取代,致使失去与氧结合的能力,当血液中高铁血红蛋白含量达 30 g/L 时,即可出现发绀。此种情况通常由伯氨喹、亚硝酸盐、氯酸钾、碱式硝酸铋、磺胺类、苯丙砜、硝基苯、苯胺等中毒引起。

(2)临床表现:其发绀特点是急骤出现,暂时性,病情严重,经过氧疗青紫不减,抽出的静脉血呈深棕色,暴露于空气中也不能转变成鲜红色,若静脉注射亚甲蓝溶液、硫代硫酸钠或大剂量维生素 C,均可使青紫消退。分光镜检查可证明血中高铁血红蛋白的存在。由于大量进食含有亚硝酸盐的变质蔬菜而引起的中毒性高铁血红蛋白血症,也可出现发绀,称"肠源性青紫症"。

2.先天性高铁血红蛋白血症

患者自幼即有发绀,有家族史,而无心肺疾病及引起异常血红蛋白的其他原因,身体一般健康状况较好。

3.硫化血红蛋白血症

(1)发生机制:硫化血红蛋白并不存在于正常红细胞中。凡能引起高铁血红蛋白血症的药物或化学物质也能引起硫化血红蛋白血症,但患者须同时有便秘或服用硫化物(主要为含硫的氨基酸),在肠内形成大量硫化氢为先决条件。所服用的含氮化合物或芳香族氨基酸则起触媒作用,使硫化氢作用于血红蛋白,而生成硫化血红蛋白,当血中含量达 5 g/L 时,即可出现发绀。

(2)临床表现:发绀的特点是持续时间长,可达几个月或更长时间,因硫化血红蛋白一经形成,不论是在体内还是体外,均不能恢复为血红蛋白,而红细胞寿命仍正常;患者血液呈蓝褐色,分光镜检查可确定硫化血红蛋白的存在。

三、发绀的伴随症状

(一)发绀伴呼吸困难

发绀伴呼吸困难常见于重症心、肺疾病和急性呼吸道阻塞、气胸等;先天性高铁系血红蛋白血症和硫化血红蛋白血症虽有明显发绀,但一般无呼吸困难。

(二)发绀伴杵状指(趾)

病程较长后出现,主要见于发绀型先天性心脏病及某些慢性肺内部疾病。

(三)急性起病伴意识障碍和衰竭

急性起病伴意识障碍和衰竭见于某些药物或化学物质急性中毒、休克、急性肺部感染等。

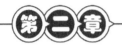

神经内科疾病

第一节　脑　出　血

脑出血(intracerebral hemorrhage,ICH)也称脑溢血,系指原发性非外伤性脑实质内出血,故又称原发性或自发性脑出血。脑出血是脑内的血管病变破裂而引起的出血,绝大多数是高血压伴发小动脉微动脉瘤在血压骤升时破裂所致,称为高血压性脑出血。主要病理特点为局部脑血流变化、炎症反应,以及脑出血后脑血肿的形成和血肿周边组织受压、水肿、神经细胞凋亡。80%的脑出血发生在大脑半球,20%发生在脑干和小脑。脑出血起病急骤,临床表现为头痛、呕吐、意识障碍、偏瘫、偏身感觉障碍等。在所有脑血管疾病患者中,脑出血占20%~30%,年发病率为(60~80)/10万,急性期病死率为30%~40%,是病死率和致残率很高的常见疾病。该病常发生于40~70岁,其中>50岁的人群发病率最高,占发病人数的93.6%,但近年来发病年龄有越来越年轻的趋势。

一、病因与发病机制

(一)病因

高血压及高血压合并小动脉硬化是ICH的最常见病因,约95%的ICH患者患有高血压。其他病因有先天性动静脉畸形或动脉瘤破裂、脑动脉炎血管壁坏死、脑瘤出血、血液病并发脑内出血、烟雾病、脑淀粉样血管病变、梗死性脑出血、药物滥用、抗凝或溶栓治疗等。

(二)发病机制

尚不完全清楚,与下列因素相关。

1.高血压

持续性高血压引起脑内小动脉或深穿支动脉壁脂质透明样变性和纤维蛋白样坏死,使小动脉变脆,血压持续升高引起动脉壁疝或内膜破裂,导致微小动脉瘤或微夹层动脉瘤。血压骤然升高时血液自血管壁渗出或动脉瘤壁破裂,血液进入脑组织形成血肿。此外,高血压引起远端血管痉挛,导致小血管缺氧坏死、血栓形成、斑点状出血及脑水肿,继发脑出血,可能是子痫时高血压脑出血的主要机制。脑动脉壁中层肌细胞薄弱,外膜结缔组织少且缺乏外层弹力层,豆纹动脉等穿动脉自大脑中动脉近端呈直角分出,受高血压血流冲击易发生粟粒状动脉瘤,使深穿支动脉成为脑出血的主要好发部位,故豆纹动脉外侧支称为出血动脉。

2.淀粉样脑血管病

它是老年人原发性非高血压性脑出血的常见病因,好发于脑叶,易反复发生,常表现为多发性脑出血。发病机制不清,可能为血管内皮异常导致渗透性增加,血浆成分包括蛋白酶侵入血管壁,形成纤维蛋白样坏死或变性,导致内膜透明样增厚,淀粉样蛋白沉积,使血管中膜、外膜被淀粉样蛋白取代,弹性膜及中膜平滑肌消失,形成蜘蛛状微血管瘤扩张,当情绪激动或活动诱发血压升高时血管瘤破裂引起出血。

3.其他因素

血液病如血友病、白血病、血小板减少性紫癜、红细胞增多症、镰状细胞病等可因凝血功能障碍引起大片状脑出血。肿瘤内异常新生血管破裂或侵蚀正常脑血管也可导致脑出血。维生素 B_1、维生素 C 缺乏或毒素(如砷)可引起脑血管内皮细胞坏死,导致脑出血,出血灶特点通常为斑点状而非融合成片。结节性多动脉炎、病毒性和立克次体性疾病等可引起血管床炎症,炎症致血管内皮细胞坏死、血管破裂发生脑出血。脑内小动、静脉畸形破裂可引起血肿,脑内静脉循环障碍和静脉破裂亦可导致出血。血液病、肿瘤、血管炎或静脉窦闭塞性疾病等所致脑出血亦常表现为多发性脑出血。

(三)脑出血后脑水肿的发生机制

脑出血后机体和脑组织局部发生一系列病理生理反应,其中自发性脑出血后最重要的继发性病理变化之一是脑水肿。由于血肿周围脑组织形成水肿带,继而引起神经细胞及其轴突的变性和坏死,成为患者病情恶化和死亡的主要原因之一。目前认为,ICH 后脑水肿与占位效应、血肿内血浆蛋白渗出和血凝块回缩、血肿周围继发缺血、血肿周围组织炎症反应、水通道蛋白-4(AQP-4)及自由基级联反应等有关。

1.占位效应

主要是通过机械性压力和颅内压增高引起。巨大血肿可立即产生占位效应,造成周围脑组织损害,并引起颅内压持续增高。早期主要为局灶性颅内压增高,随后发展为弥漫性颅内压增高,而颅内压的持续增高可引起血肿周围组织广泛性缺血,并加速缺血组织的血管通透性改变,引发脑水肿形成。同时,脑血流量降低、局部组织压力增加可促发血管活性物质从受损的脑组织中释放,破坏血-脑屏障,引发脑水肿形成。因此,血肿占位效应虽不是脑水肿形成的直接原因,但可通过影响脑血流量、周围组织压力以及颅内压等因素,间接地在脑出血后脑水肿形成机制中发挥作用。

2.血肿内血浆蛋白渗出和血凝块回缩

血肿内血液凝结是脑出血超急性期血肿周围脑组织水肿形成的首要条件。在正常情况下,脑组织细胞间隙中的血浆蛋白含量非常低,但在血肿周围组织细胞间隙中却可见血浆蛋白和纤维蛋白聚积,这可导致细胞间隙胶体渗透压增高,使水分渗透到脑组织内形成水肿。此外,血肿形成后由于血凝块回缩,使血肿腔静水压降低,这也将导致血液中的水分渗透到脑组织间隙形成水肿。凝血连锁反应激活、血凝块回缩(血肿形成后血块分离成1个红细胞中央块和1个血清包绕区)以及纤维蛋白沉积等,在脑出血后血肿周围脑组织水肿形成中发挥着重要作用。血凝块形成是脑出血血肿周围脑组织水肿形成的必经阶段,而血浆蛋白(特别是凝血酶)则是脑水肿形成的关键因素。

3.血肿周围继发缺血

脑出血后血肿周围局部脑血流量显著降低,而脑血流量的异常降低可引起血肿周围组织缺血。一般脑出血后6～8小时,血红蛋白和凝血酶释出细胞毒性物质,兴奋性氨基酸释放增多等,细胞内钠聚集,则引起细胞毒性水肿;出血后4～12小时,血-脑屏障开始破坏,血浆成分进入细胞间液,则引起血管源性水肿。同时,脑出血后形成的血肿在降解过程中,产生的渗透性物质和缺血的代谢产物,也使组织间渗透压增高,促进或加重脑水肿,从而形成血肿周围半暗带。

4.血肿周围组织炎症反应

脑出血后血肿周围中性粒细胞、巨噬细胞和小胶质细胞活化,血凝块周围活化的小胶质细胞和神经元中白细胞介素-1(IL-1)、白细胞介素-6(IL-6)、细胞间黏附因子-1(ICAM-1)和肿瘤坏死因子-α(TNF-α)表达增加。临床研究采用双抗夹心酶联免疫吸附试验检测41例脑出血患者脑脊液 IL-1 和 S100 蛋白含量发现,急性患者脑脊液 IL-1 水平显著高于对照组,提示 IL-1 可能促进了脑水肿和脑损伤的发展。ICAM-1在中枢神经系统中分布广泛。Gong 等的研究证明,脑出血后 12 小时神经细胞开始表达ICAM-1,3 天达高峰,持续 10 天逐渐下降;脑出血后 1 天时血管内皮开始表达 ICAM-1,7 天达高峰,持续 2 周。表达ICAM-1 的白细胞活化后能产生大量蛋白水解酶,特别是基质金属蛋白酶(MMP),促使血-脑屏障通透性增加,血管源性脑水肿形成。

5.AQP-4 与脑水肿

过去一直认为水的跨膜转运是通过被动扩散实现的,而 AQP 的发现完全改变了这种认识。现在认为,水的跨膜转运实际上是一个耗能的主动过程,是通过 AQP 实现的。AQP 在脑组织中广泛存在,可能是脑脊液重吸收、渗透压调节、脑水肿形成等生理、病理过程的分子生物学基础。迄今已发现的 AQP 至少存在 10 种亚型,其中 AQP-4 和 AQP-9 可能参与血肿周围脑组织水肿的形成。实验研究脑出血后不同时间点大鼠脑组织 AQP-4 的表达分布发现,对照组和实验组未出血侧 AQP-4 在各时间点的表达均为弱阳性,而水肿区从脑出血后 6 小时开始表达增强,3 天时达高峰,此后逐渐回落,1 周后仍明显高于正常组。另外,随着出血时间的推移,出血侧 AQP-4 表达范围不断扩大,表达强度不断增强,并且与脑水肿严重程度呈正相关。以上结果提示,脑出血能导致细胞内外水和电解质失衡,细胞内外渗透压发生改变,激活位于细胞膜上的 AQP-4,进而促进水和电解质通过 AQP-4 进入细胞内导致细胞水肿。

6.自由基级联反应

脑出血后脑组织缺血缺氧发生一系列级联反应造成自由基浓度增加。自由基通过攻击脑内细胞膜磷脂中多聚不饱和脂肪酸和脂肪酸的不饱和双键,直接造成脑损伤发生脑水肿;同时引起脑血管通透性增加,亦加重脑水肿从而加重病情。

二、病理

肉眼所见:脑出血病例尸检时脑外观可见到明显动脉粥样硬化,出血侧半球膨隆肿胀,脑回宽、脑沟窄,有时可见少量蛛网膜下腔积血,颞叶海马与小脑扁桃体处常可见脑疝痕迹,出血灶一般在2~8 cm,绝大多数为单灶,仅 1.8%~2.7% 为多灶。常见的出血部位为壳核出血,出血向内发展可损伤内囊,出血量大时可破入侧脑室。丘脑出血时,血液常穿破第三脑室或侧脑室,向外可损伤内囊。脑桥和小脑出血时,血液可穿破第四脑室,甚至可经中脑导水管逆行进入侧脑室。

原发性脑室出血,出血量小时只侵及单个脑室或多个脑室的一部分;大量出血时全部脑室均可被血液充满,脑室扩张积血形成铸型。脑出血血肿周围脑组织受压,水肿明显,颅内压增高,脑组织可移位。幕上半球出血,血肿向下破坏或挤压丘脑下部和脑干,使其变形、移位和继发出血,并常出现小脑幕疝;如中线部位下移可形成中心疝;颅内压增高明显或小脑出血较重时均易发生枕骨大孔疝,这些都是导致患者死亡的直接原因。急性期后,血块溶解,含铁血黄素和破坏的脑组织被吞噬细胞清除,胶质增生,小出血灶形成胶质瘢痕,大者形成囊腔,称为中风囊,腔内可见黄色液体。

显微镜观察可分为3期:①出血期,可见大片出血,红细胞多新鲜,出血灶边缘多出现坏死、软化的脑组织,神经细胞消失或呈局部缺血改变,常有多形核白细胞浸润。②吸收期,出血24～36小时即可出现胶质细胞增生,小胶质细胞及来自血管外膜的细胞形成格子细胞,少数格子细胞内有含铁血黄素;星形胶质细胞增生及肥胖变性。③修复期,血液及坏死组织渐被清除,组织缺损部分由胶质细胞、胶质纤维及胶原纤维代替,形成瘢痕;出血灶较小可完全修复,较大则遗留囊腔。血红蛋白代谢产物长久残存于瘢痕组织中,呈现棕黄色。

三、临床表现

(一)症状与体征

1.意识障碍

多数患者发病时很快出现不同程度的意识障碍,轻者可呈嗜睡,重者可昏迷。

2.高颅内压征

表现为头痛、呕吐。头痛以病灶侧为重,意识朦胧或浅昏迷者可见患者用健侧手触摸病灶侧头部;呕吐多为喷射性,呕吐物为胃内容物,如合并消化道出血可为咖啡样物。

3.偏瘫

病灶对侧肢体瘫痪。

4.偏身感觉障碍

病灶对侧肢体感觉障碍,主要是痛觉、温度觉减退。

5.脑膜刺激征

见于脑出血已破入脑室、蛛网膜下腔以及脑室原发性出血之时,可有颈项强直或强迫头位,克氏征阳性。

6.失语症

优势半球出血者多伴有运动性失语症。

7.瞳孔与眼底异常

瞳孔可不等大、双瞳孔缩小或散大。眼底可有视网膜出血和视盘水肿。

8.其他症状

如心律失常、呃逆、呕吐咖啡样胃内容物、呼吸节律紊乱、体温迅速上升及心电图异常等变化。脉搏常有力或缓慢,血压多升高,可出现肢端发绀,偏瘫侧多汗,面色苍白或潮红。

(二)不同部位脑出血的临床表现

1.基底节区出血

基底节区出血为脑出血中最多见者,占 60%～70%。其中壳核出血最多,约占脑出血的 60%,主要是豆纹动脉尤其是其外侧支破裂引起;丘脑出血较少,约占 10%,主要是丘脑穿动脉或丘脑膝状体动脉破裂引起;尾状核及屏状核等出血少见。虽然各核出血有其特点,但出血较多时均可侵及内囊,出现一些共同症状。现将常见的症状分轻、重两型叙述如下。

(1)轻型:多属壳核出血,出血量一般为数毫升至 30 mL,或为丘脑小量出血,出血量仅数毫升,出血限于丘脑或侵及内囊后肢。患者突然头痛、头晕、恶心呕吐、意识清楚或轻度障碍,出血灶对侧出现不同程度的偏瘫,亦可出现偏身感觉障碍及偏盲(三偏征),两眼可向病灶侧凝视,优势半球出血可有失语。

(2)重型:多属壳核大量出血,向内扩展或穿破脑室,出血量可达 30～160 mL;或丘脑较大量出血,血肿侵及内囊或破入脑室。发病突然,意识障碍重,鼾声明显,呕吐频繁,可吐咖啡样胃内容物(由胃部应激性溃疡所致)。丘脑出血病灶对侧常有偏身感觉障碍或偏瘫,肌张力低,可引出病理反射,平卧位时,患侧下肢呈外旋位。但感觉障碍常先于或重于运动障碍,部分病例病灶对侧可出现自发性疼痛。常有眼球运动障碍(眼球向上注视麻痹,呈下视内收状态)。瞳孔缩小或不等大,一般为出血侧散大,提示已有小脑幕疝形成;部分病例有丘脑性失语(言语缓慢而不清、重复言语、发音困难、复述差,朗读正常)或丘脑性痴呆(记忆力减退、计算力下降、情感障碍、人格改变等)。如病情发展,血液大量破入脑室或损伤丘脑下部及脑干,昏迷加深,出现去大脑强直或四肢弛缓,面色潮红或苍白,出冷汗,鼾声大作,中枢性高热或体温过低,甚至出现肺水肿、上消化道出血等内脏并发症,最后多发生枕骨大孔疝死亡。

2.脑叶出血

脑叶出血又称皮质下白质出血。应用 CT 以后,发现脑叶出血约占脑出血的 15%,发病年龄在 11～80 岁,40 岁以下占 30%,年轻人多由血管畸形(包括隐匿性血管畸形)、烟雾病(Moyamoya 病)引起,老年人常见于高血压动脉硬化及淀粉样血管病等。脑叶出血以顶叶最多见,以后依次为颞叶、枕叶、额叶,40% 为跨叶出血。脑叶出血除意识障碍、颅内高压和抽搐等常见症状外,还有各脑叶的特异表现。

(1)额叶出血:常有一侧或双侧的前额痛、病灶对侧偏瘫。部分病例有精神行为异常、凝视麻痹、言语障碍和癫痫发作。

(2)顶叶出血:常有病灶侧颞部疼痛;病灶对侧的轻偏瘫或单瘫、深浅感觉障碍和复合感觉障碍;体象障碍、手指失认和结构失用症等,少数病例可出现下象限盲。

(3)颞叶出血:常有耳部或耳前部疼痛,病灶对侧偏瘫,但上肢瘫重于下肢,中枢性面、舌瘫,可有对侧上象限盲;优势半球出血可出现感觉性失语或混合性失语;可有颞叶癫痫、幻嗅、幻视、兴奋躁动等精神症状。

(4)枕叶出血:可出现同侧眼部疼痛,同向性偏盲和黄斑回避现象,可有一过性黑蒙和视物变形。

3.脑干出血

(1)中脑出血:中脑出血少见,自 CT 应用于临床后,临床已可诊断。轻症患者表现为突然出现复视、眼睑下垂、一侧或两侧瞳孔扩大、眼球不同轴、水平或垂直眼震,同侧肢体共济失调,也可表现大脑脚综合征(Weber 综合征)或红核综合征(Benedikt 综合征)。重者出现昏迷、四肢迟缓性瘫痪、去大脑强直,常迅速死亡。

(2)脑桥出血:占脑出血的 10% 左右。病灶多位于脑桥中部的基底部与被盖部之间。患者表现突然头痛,同侧第Ⅵ、Ⅶ、Ⅷ对脑神经麻痹,对侧偏瘫(交叉性瘫痪),出血量大或病情重者常有四肢瘫,很快进入意识障碍、针尖样瞳孔、去大脑强直、呼吸障碍,多迅速死亡。可伴中枢性高热、大汗和应激性溃疡等。一侧脑桥小量出血可表现为脑桥腹内侧综合征(Foville 综合征)、闭锁综合征和脑桥腹外侧综合征(Millard-Gubler综合征)。

(3)延髓出血:延髓出血更为少见,突然意识障碍,血压下降,呼吸节律不规则,心律失常,轻症病例可呈延髓背外侧综合征(Wallenberg综合征),重症病例常因呼吸、心跳停止而死亡。

4.小脑出血

小脑出血约占脑出血的10%。多见于一侧半球的齿状核部位,小脑蚓部也可发生。发病突然,眩晕明显,频繁呕吐,枕部疼痛,病灶侧共济失调,可见眼球震颤,同侧周围性面瘫,颈项强直等,如不仔细检查,易误诊为蛛网膜下腔出血。当出血量不大时,主要表现为小脑症状,如病灶侧共济失调,眼球震颤,构音障碍和吟诗样语言,无偏瘫。出血量增加时,还可表现有脑桥受压体征,如展神经麻痹、侧视麻痹等,以及肢体偏瘫和/或锥体束征。病情如继续加重,颅内压增高明显,昏迷加深,极易发生枕骨大孔疝死亡。

5.脑室出血

脑室出血分原发与继发两种,继发性是指脑实质出血破入脑室者;原发性指脉络丛血管出血及室管膜下动脉破裂出血,血液直流入脑室者。以前认为脑室出血罕见,现已证实占脑出血的3%~5%。55%的患者出血量较少,仅部分脑室有血,脑脊液呈血性,类似蛛网膜下腔出血。临床常表现为头痛、呕吐、颈项强直、Kernig征阳性、意识清楚或一过性意识障碍,但常无偏瘫体征,脑脊液血性,酷似蛛网膜下腔出血,预后良好,可以完全恢复正常;出血量大,全部脑室均被血液充满者,其临床表现符合既往所谓脑室出血的症状,即发病后突然头痛、呕吐、昏迷、瞳孔缩小或时大时小,眼球浮动或分离性斜视,四肢肌张力增高,病理反射阳性,早期出现去大脑强直,严重者双侧瞳孔散大,呼吸深,鼾声明显,体温明显升高,面部充血多汗,预后极差,多迅速死亡。

四、辅助检查

(一)头颅 CT

发病后CT平扫可显示近圆形或卵圆形均匀高密度的血肿病灶,边界清楚,可确定血肿部位、大小、形态及是否破入脑室,血肿周围有无低密度水肿带及占位效应(脑室受压、脑组织移位)和梗阻性脑积水等。早期可发现边界清楚、均匀的高度密度灶,CT值为60~80 Hu,周围环绕低密度水肿带。血肿范围大时可见占位效应。根据CT影像估算出血量可采用简单易行的多田计算公式:出血量(mL)=0.5×最大面积长轴(cm)×最大面积短轴(cm)×层面数。出血后3~7天,血红蛋白破坏,纤维蛋白溶解,高密度区向心性缩小,边缘模糊,周围低密度区扩大。病后2~4周,形成等密度或低密度灶。病后2个月左右,血肿区形成囊腔,其密度与脑脊液近乎相等,两侧脑室扩大;增强扫描,可见血肿周围有环状高密度强化影,其大小、形状与原血肿相近。

(二)头颅 MRI/MRA

MRI 的表现主要取决于血肿所含血红蛋白量的变化。发病1天内,血肿呈 T_1 等信号或低信号,T_2 呈高信号或混合信号;第 2 天至 1 周内,T_1 为等信号或稍低信号,T_2 为低信号;第 2~4 周,T_1 和 T_2 均为高信号;4 周后,T_1 呈低信号,T_2 为高信号。此外,MRA 可帮助发现脑血管畸形、肿瘤及血管瘤等病变。

(三)数字减影血管造影(DSA)

对脑叶出血、原因不明或怀疑脑血管畸形、血管瘤、Moyamoya 病和血管炎等患者有意义,尤其血压正常的年轻患者应通过 DSA 查明病因。

(四)腰椎穿刺检查

在无条件做 CT 时,且患者病情不重,无明显颅内高压者可进行腰椎穿刺检查。脑出血者脑脊液压力常增高,若出血破入脑室或蛛网膜下腔者脑脊液多呈均匀血性。有脑疝及小脑出血者应禁做腰椎穿刺检查。

(五)经颅多普勒超声(TCD)

由于简单及无创性,可在床边进行检查,已成为监测脑出血患者脑血流动力学变化的重要方法。①通过检测脑动脉血流速度,间接监测脑出血的脑血管痉挛范围及程度,脑血管痉挛时其血流速度增高。②测定血流速度、血流量和血管外周阻力可反映颅内压增高时脑血流灌注情况,如颅内压超过动脉压时收缩期及舒张期血流信号消失,无血流灌注。③提供脑动静脉畸形、动脉瘤等病因诊断的线索。

(六)脑电图(EEG)

可反映脑出血患者脑功能状态。意识障碍可见两侧弥漫性慢活动,病灶侧明显;无意识障碍时,基底节和脑叶出血出现局灶性慢波,脑叶出血靠近皮质时可有局灶性棘波或尖波发放;小脑出血无意识障碍时脑电图多正常,部分患者同侧枕颞部出现慢活动;中脑出血多见两侧阵发性同步高波幅慢活动;脑桥出血患者昏迷时可见 8~12 Hz α波、低波幅 β波、纺锤波或弥漫性慢波等。

(七)心电图

可及时发现脑出血合并心律失常或心肌缺血,甚至心肌梗死。

(八)血液检查

重症脑出血急性期白细胞数可增至 $(10~20)\times10^9$/L,并可出现血糖含量升高、蛋白尿、尿糖、血尿素氮含量增加,以及血清肌酶含量升高等。但均为一过性,可随病情缓解而消退。

五、诊断与鉴别诊断

(一)诊断要点

1.一般性诊断要点

(1)急性起病,常有头痛、呕吐、意识障碍、血压增高和局灶性神经功能缺损症状,部分病例有眩晕或抽搐发作。饮酒、情绪激动、过度劳累等是常见的发病诱因。

(2)常见的局灶性神经功能缺损症状和体征包括偏瘫、偏身感觉障碍、偏盲等,多于数分钟至数小时内达到高峰。

(3)头颅 CT 扫描可见病灶中心呈高密度改变,病灶周边常有低密度水肿带。头颅MRI/MRA有助于脑出血的病因学诊断和观察血肿的演变过程。

2.各部位脑出血的临床诊断要点

(1)壳核出血:①对侧肢体偏瘫,优势半球出血常出现失语;②对侧肢体感觉障碍,主要是痛觉、温度觉减退;③对侧偏盲;④凝视麻痹,呈双眼持续性向出血侧凝视;⑤尚可出现失用、体象障碍、记忆力和计算力障碍、意识障碍等。

(2)丘脑出血:①丘脑型感觉障碍,对侧半身深浅感觉减退、感觉过敏或自发性疼痛;②运动障碍,出血侵及内囊可出现对侧肢体瘫痪,多为下肢重于上肢;③丘脑性失语,言语缓慢而不清、重复言语、发音困难、复述差,朗读正常;④丘脑性痴呆,记忆力减退、计算力下降、情感障碍、人格改变;⑤眼球运动障碍,眼球向上注视麻痹,常向内下方凝视。

(3)脑干出血:①中脑出血,突然出现复视,眼睑下垂;一侧或两侧瞳孔扩大,眼球不同轴,水平或垂直眼震,同侧肢体共济失调,也可表现 Weber 综合征或 Benedikt 综合征;严重者很快出现意识障碍,去大脑强直。②脑桥出血,突然头痛,呕吐,眩晕,复视,眼球不同轴,交叉性瘫痪或偏瘫、四肢瘫等;出血量较大时,患者很快进入意识障碍,针尖样瞳孔,去大脑强直,呼吸障碍,并可伴有高热、大汗、应激性溃疡等,多迅速死亡;出血量较少时可表现为一些典型的综合征,如 Foville 综合征、Millard-Gubler 综合征和闭锁综合征等。③延髓出血,突然意识障碍,血压下降,呼吸节律不规则,心律失常,继而死亡;轻者可表现为不典型的 Wallenberg 综合征。

(4)小脑出血:①突发眩晕、呕吐、后头部疼痛,无偏瘫;②有眼震,站立和步态不稳,肢体共济失调、肌张力降低及颈项强直;③头颅 CT 扫描示小脑半球或小脑蚓高密度影及第四脑室、脑干受压。

(5)脑叶出血:①额叶出血,前额痛、呕吐、痫性发作较多见;对侧偏瘫、共同偏视、精神障碍;优势半球出血时可出现运动性失语。②顶叶出血,偏瘫较轻,而偏侧感觉障碍显著;对侧下象限盲,优势半球出血时可出现混合性失语。③颞叶出血,表现为对侧中枢性面、舌瘫及上肢为主的瘫痪;对侧上象限盲;优势半球出血时可有感觉性或混合性失语;可有颞叶癫痫、幻嗅、幻视。④枕叶出血,对侧同向性偏盲,并有黄斑回避现象,可有一过性黑蒙和视物变形;多无肢体瘫痪。

(6)脑室出血:①突然头痛、呕吐,迅速进入昏迷或昏迷逐渐加深。②双侧瞳孔缩小,四肢肌张力增高,病理反射阳性,早期出现去大脑强直,脑膜刺激征阳性。③常出现丘脑下部受损的症状及体征,如上消化道出血、中枢性高热、大汗、应激性溃疡、急性肺水肿、血糖增高、尿崩症等。④脑脊液压力增高,呈血性。⑤轻者仅表现头痛、呕吐、脑膜刺激征阳性,无局限性神经体征。临床上易误诊为蛛网膜下腔出血,需通过头颅CT检查来确定诊断。

(二)鉴别诊断

1.脑梗死

发病较缓,或病情呈进行性加重;头痛、呕吐等颅内压增高症状不明显;典型病例一般不难鉴别;但脑出血与大面积脑梗死、少量脑出血与脑梗死临床症状相似,鉴别较困难,常需头颅CT鉴别。

2.脑栓塞

起病急骤,一般缺血范围较广,症状常较重,常伴有风湿性心脏病、心房颤动、细菌性心内膜炎、心肌梗死或其他容易产生栓子来源的疾病。

3.蛛网膜下腔出血

好发于年轻人,突发剧烈头痛,或呈爆裂样头痛,以颈枕部明显,有的可痛牵颈背、双下肢。呕吐较频繁,少数严重患者呈喷射状呕吐。约50%的患者可出现短暂、不同程度的意识障碍,尤以老年患者多见。常见一侧动眼神经麻痹,其次为视神经、三叉神经和展神经麻痹,脑膜刺激征常见,无偏瘫等脑实质损害的体征,头颅CT可帮助鉴别。

4.外伤性脑出血

外伤性脑出血是闭合性头部外伤所致,发生于受冲击颅骨下或对冲部位,常见于额极和颞极,外伤史可提供诊断线索,CT可显示血肿外形不整。

5.内科疾病导致的昏迷

(1)糖尿病昏迷:①糖尿病酮症酸中毒,多数患者在发生意识障碍前数天有多尿、烦渴多饮和乏力,随后出现食欲缺乏、恶心、呕吐,常伴头痛、嗜睡、烦躁、呼吸深快,呼气中有烂苹果味(丙酮)。随着病情进一步发展,出现严重失水,尿量减少,皮肤弹性差,眼球下陷,脉细速,血压下降,至晚期时各种反射迟钝甚至消失,嗜睡甚至昏迷。尿糖、尿酮体呈强阳性,血糖和血酮体均有升高。头部 CT结果阴性。②高渗性非酮症糖尿病昏迷,起病时常先有多尿、多饮,但多食不明显,或反而食欲缺乏,以致常被忽视。失水随病程进展逐渐加重,出现神经精神症状,表现为嗜睡、幻觉、定向障碍、偏盲、上肢拍击样粗震颤、痫性发作(多为局限性发作)等,最后陷入昏迷。尿糖强阳性,但无酮症或较轻,血尿素氮及肌酐升高。突出地表现为血糖常高至 33.3 mmol/L(600 mg/dL)以上,一般为33.3~66.6 mmol/L(600~1 200 mg/dL);血钠升高可达155 mmol/L;血浆渗透压显著增高达330~460 mmol/L,一般在 350 mmol/L 以上。头部 CT 结果阴性。

(2)肝性昏迷:有严重肝病和/或广泛门体侧支循环,精神紊乱、昏睡或昏迷,明显肝功能损害或血氨升高,扑翼(击)样震颤和典型的脑电图改变(高波幅的δ波,每秒少于 4 次)等,有助于诊断与鉴别诊断。

(3)尿毒症昏迷:少尿(<400 mL/d)或无尿(<50 mL/d),血尿,蛋白尿,管型尿,氮质血症,水电解质紊乱和酸碱失衡等。

(4)急性酒精中毒:①兴奋期,血乙醇浓度达到 11 mmol/L(50 mg/dL)即感头痛、欣快、兴奋;血乙醇浓度超过 16 mmol/L(75 mg/dL),健谈、饶舌、情绪不稳定、自负、易激怒,可有粗鲁行为或攻击行动,也可能沉默、孤僻;浓度达到22 mmol/L(100 mg/dL)时,驾车易发生车祸。②共济失调期,血乙醇浓度达到33 mmol/L(150 mg/dL)时,肌肉运动不协调,行动笨拙,言语含糊不清,眼球震颤,视物模糊,复视,步态不稳,出现明显共济失调;浓度达到 43 mmol/L(200 mg/dL)时,出现恶心、呕吐、困倦。③昏迷期,血乙醇浓度升至 54 mmol/L(250 mg/dL)时,患者进入昏迷期,表现昏睡、瞳孔散大、体温降低;血乙醇浓度超过 87 mmol/L(400 mg/dL)时,患者陷入深昏迷,心率快、血压下降,呼吸慢而有鼾音,可出现呼吸、循环麻痹而危及生命。实验室检查可见血清乙醇浓度升高,呼出气中乙醇浓度与血清乙醇浓度相当;动脉血气分析可见轻度代谢性酸中毒;电解质失衡,可见低血钾、低血镁和低血钙;血糖可降低。

(5)低血糖昏迷:低血糖昏迷是指各种原因引起的重症的低血糖症。患者突然昏迷、抽搐,表现为局灶神经系统症状的低血糖易被误诊为脑出血。化验血糖低于 2.8 mmol/L,推注葡萄糖后症状迅速缓解,发病后 72 小时复查头部 CT 结果阴性。

(6)药物中毒:①镇静催眠药中毒,有服用大量镇静催眠药史,出现意识障碍和呼吸抑制及血压下降。胃液、血液、尿液中检出镇静催眠药。②阿片类药物中毒,有服用大量吗啡或哌替啶的阿片类药物史,或有吸毒史,除了出现昏迷、针尖样瞳孔(哌替啶的急性中毒瞳孔反而扩大)、呼吸抑制"三联征"等特点外,还可出现发绀、面色苍白、肌肉无力、惊厥、牙关禁闭、角弓反张,呼吸先浅而慢,后叹息样或潮式呼吸、肺水肿、休克、瞳孔对光反射消失,死于呼吸衰竭。血、尿阿片类毒物成分,定性试验呈阳性。使用纳洛酮可迅速逆转阿片类药物所致的昏迷、呼吸抑制、缩瞳等毒性作用。

(7)CO中毒:①轻度中毒,血液碳氧血红蛋白(COHb)可高于10%~20%。患者有剧烈头痛、头晕、心悸、口唇黏膜呈樱桃红色、四肢无力、恶心、呕吐、嗜睡、意识模糊、视物不清、感觉迟钝、谵妄、幻觉、抽搐等。②中度中毒,血液COHb浓度可高达30%~40%。患者出现呼吸困难、意识丧失、昏迷,对疼痛刺激可有反应,瞳孔对光反射和角膜反射可迟钝,腱反射减弱,呼吸、血压和脉搏可有改变。经治疗可恢复且无明显并发症。③重度中毒,血液COHb浓度可高于50%。深昏迷,各种反射消失。患者可呈去大脑皮质状态(患者可以睁眼,但无意识,不语,不动,不主动进食或大小便,呼之不应,推之不动,肌张力增强),常有脑水肿、惊厥、呼吸衰竭、肺水肿、上消化道出血、休克和严重的心肌损害,出现心律失常,偶可发生心肌梗死。有时并发脑局灶损害,出现锥体系或锥体外系损害体征。监测血中COHb浓度可明确诊断。

应详细询问病史,内科疾病导致昏迷者有相应的内科疾病病史,仔细查体,局灶体征不明显;脑出血者则同向偏视、一侧瞳孔散大、一侧面部出现船帆现象、一侧上肢出现扬鞭现象、一侧下肢呈外旋位,血压升高。CT检查可助鉴别。

六、治疗

急性期的主要治疗原则是:保持安静,防止继续出血;积极抗脑水肿,降低颅内压;调整血压;改善循环;促进神经功能恢复;加强护理,防治并发症。

(一)一般治疗

1.保持安静

(1)卧床休息3~4周,脑出血发病后24小时内,特别是6小时内可有活动性出血或血肿继续扩大,应尽量减少搬运,就近治疗。重症需严密观察体温、脉搏、呼吸、血压、瞳孔和意识状态等生命体征变化。

(2)保持呼吸道通畅,头部抬高15°~30°,切忌无枕仰卧;疑有脑疝时应床脚抬高 45°,意识障碍患者应将头歪向一侧,以利于口腔、气道分泌物及呕吐物流出;痰稠不易吸出,则要行气管切开,必要时吸氧,以使动脉血氧饱和度维持在90%以上。

(3)意识障碍或消化道出血者宜禁食 24~48 小时,发病后 3 天,仍不能进食者,应鼻饲以确保营养。过度烦躁不安的患者可适量用镇静药。

(4)注意口腔护理,保持大便通畅,留置尿管的患者应做膀胱冲洗以预防尿路感染。加强护理,经常翻身,预防压疮,保持肢体功能位置。

(5)注意水、电解质平衡,加强营养。注意补钾,液体总量应控制在 2 000 mL/d 左右,或以尿量加500 mL来估算,不能进食者鼻饲各种营养品。对于频繁呕吐、胃肠道功能减弱或有严重的应激性溃疡者,应考虑给予肠外营养。如有高热、多汗、呕吐或腹泻者,可适当增加入液量,或 10%脂肪乳 500 mL 静脉滴注,每天 1 次。如需长期采用鼻饲,应考虑胃造瘘术。

(6)脑出血急性期血糖含量增高可以是原有糖尿病的表现或是应激反应。高血糖和低血糖都能加重脑损伤。当患者血糖含量增高超过 11.1 mmol/L 时,应立即给予胰岛素治疗,将血糖控制在8.3 mmol/L 以下。同时应监测血糖,若发生低血糖,可用葡萄糖口服或注射纠正低血糖。

2.亚低温治疗

能够减轻脑水肿,减少自由基的产生,促进神经功能缺损恢复,改善患者预后。降温方法:立即行气管切开,静脉滴注冬眠肌松合剂(0.9%氯化钠注射液500 mL+氯丙嗪 100 mg+异丙嗪 100 mg),同时冰毯机降温。行床旁监护仪连续监测体温(T)、心率(HR)、血压(BP)、呼吸(R)、脉搏(P)、血氧饱和度(SPO_2)、颅内压(ICP)。直肠温度(RT)维持在 34~36 ℃,持续 3~5 天。冬眠肌松合剂用量和速度根据患者 T、HR、BP、肌张力等调节。保留自主呼吸,必要时应用同步呼吸机辅助呼吸,维持 SPO_2 在 95%以上,10~12 小时将 RT 降至 34~36 ℃。当 ICP 降至正常后 72 小时,停止亚低温治疗。采用每天恢复1~2 ℃,复温速度不超过0.1 ℃/h。在24~48 小时内,将患者 RT 复温至 36.5~37 ℃。局部亚低温治疗实施越早,效果越好,建议在脑出血发病 6 小时内使用,治疗时间最好持续 48~72 小时。

(二)调控血压和防止再出血

脑出血患者一般血压都高,甚至比平时更高,这是因为颅内压增高时机体保证脑组织供血的代偿性反应,当颅内压下降时血压亦随之下降,因此一般不应使用降血压药物,尤其是注射利血平等强有力降压剂。目前理想的血压控制水平还未确定,主张采取个体化原则,应根据患者年龄、病前有无高血压、病后血压情况等确定适宜血压水平。但血压过高时,容易增加再出血的危险性,则应及时控制高血压。一般来说,收缩压≥26.7 kPa(200 mmHg),舒张压≥15.3 kPa(115 mmHg)时,应降血压治疗,使血压控制于治疗前原有血压水平或略高水平。收缩压≤24.0 kPa(180 mmHg)或舒张压≤15.3 kPa(115 mmHg)时,或平均动脉压 17.3 kPa(130 mmHg)时可暂不使用降压药,但需密切观察。收缩压在 24.0～30.7 kPa(180～230 mmHg)或舒张压在 14.0～18.7 kPa(105～140 mmHg)宜口服卡托普利、美托洛尔等降压药,收缩压 24.0 kPa(180 mmHg)以内或舒张压 14.0 kPa(105 mmHg)以内,可观察而不用降压药。急性期过后(约 2 周),血压仍持续过高时可系统使用降压药,急性期血压急骤下降表明病情严重,应给予升压药物以保证足够的脑供血量。

止血剂及凝血剂对脑出血并无效果,但如合并消化道出血或有凝血障碍时仍可使用。消化道出血时,还可经胃管鼻饲或口服云南白药、三七粉、氢氧化铝凝胶和/或冰牛奶、冰盐水等。

(三)控制脑水肿

脑出血后 48 小时水肿达到高峰,维持 3～5 天或更长时间后逐渐消退。脑水肿可使 ICP 增高和导致脑疝,是影响功能恢复的主要因素和导致早期死亡的主要死因。积极控制脑水肿、降低 ICP 是脑出血急性期治疗的重要环节,必要时可行 ICP 监测。治疗目标是使 ICP 降至 2.7 kPa(20 mmHg)以下,脑灌注压大于 9.3 kPa(70 mmHg),应首先控制可加重脑水肿的因素,保持呼吸道通畅,适当给氧,维持有效脑灌注,限制液体和盐的入量等。应用皮质类固醇减轻脑出血后脑水肿和降低 ICP,其有效证据不充分;脱水药只有短暂作用,常用 20％甘露醇、利尿药如呋塞米等。

1.20％甘露醇

20％甘露醇为渗透性脱水药,可在短时间内使血浆渗透压明显升高,形成血与脑组织间渗透压差,使脑组织间液水分向血管内转移,经肾脏排出,每 8 g 甘露醇可由尿带出水分 100 mL,用药后 20～30 分钟开始起效,2～3 小时作用达峰。常用剂量为 125～250 mL,每 6～8 小时 1 次,疗程7～10 天。如患者出现脑疝征象可快速加压经静脉或颈动脉推注,可暂时缓解症状,为术前准备赢得时间。冠心病、心肌梗死、心力衰竭和肾功能不全者慎用,注意用药不当可诱发肾衰竭和水盐及电解质失衡。因此,在应用甘露醇脱水时,一定要严密观察患者尿量、血钾和心肾功能,一旦出现尿少、血尿、无尿时应立即停用。

2.利尿剂

呋塞米注射液较常用,脱水作用不如甘露醇,但可抑制脑脊液产生,用于心肾功能不全不能用甘露醇的患者,常与甘露醇合用,减少甘露醇用量。每次20～40 mg,每天2～4次,静脉注射。

3.甘油果糖氯化钠注射液

该药为高渗制剂,通过高渗透性脱水,能使脑水分含量减少,降低颅内压。本品降低颅内压作用起效较缓,持续时间较长,可与甘露醇交替使用。推荐剂量为每次250～500 mL,每天1～2次,静脉滴注,连用7天左右。

4.10％人血清蛋白

通过提高血浆胶体渗透压发挥对脑组织脱水降颅内压作用,改善病灶局部脑组织水肿,作用持久。适用于低蛋白血症的脑水肿伴高颅内压的患者。推荐剂量每次10～20 g,每天1～2次,静脉滴注。该药可增加心脏负担,心功能不全者慎用。

5.地塞米松

可防止脑组织内星形胶质细胞肿胀,降低毛细血管通透性,维持血-脑屏障功能。抗脑水肿作用起效慢,用药后12～36小时起效。剂量每天10～20 mg,静脉滴注。由于易并发感染或使感染扩散,可促进或加重应激性上消化道出血,影响血压和血糖控制等,临床不主张常规使用,病情危重、不伴上消化道出血者可早期短时间应用。

若药物脱水、降颅内压效果不明显,出现颅内高压危象时可考虑转外科手术开颅减压。

(四)控制感染

发病早期或病情较轻时通常不需使用抗生素,老年患者合并意识障碍易并发肺部感染,合并吞咽困难易发生吸入性肺炎,尿潴留或导尿易合并尿路感染,可根据痰液或尿液培养、药物敏感试验等选用抗生素治疗。

(五)维持水电解质平衡

患者液体的输入量最好根据其中心静脉压和肺毛细血管楔压来调整,中心静脉压保持在0.7～1.6 kPa(5～12 mmHg)或者肺毛细血管楔压维持在1.3～1.9 kPa(10～14 mmHg)。无此条件时每天液体输入量可按前1天尿量＋500 mL估算。每天补钠50～70 mmol/L,补钾40～50 mmol/L,糖类13.5～18 g。使用液体种类应以0.9％氯化钠注射液或复方氯化钠注射液(林格液)为主,避免用高渗糖水,若用糖时可按每 4 g 糖加 1 U 胰岛素后再使用。由于患者使用大量脱水药、进食少、合并感染等原因,极易出现电解质紊乱和酸碱失衡,应加强监护和及时纠正,意识障碍患者可通过鼻饲管补充足够热量的营养和液体。

(六)对症治疗

1.中枢性高热

宜先行物理降温,如头部、腋下及腹股沟区放置冰袋,戴冰帽或睡冰毯等。效果不佳者可用多巴胺受体激动剂如溴隐亭 3.75 mg/d,逐渐加量至 7.5～15.0 mg/d,分次服用。

2.痫性发作

可静脉缓慢推注(注意患者呼吸)地西泮 10～20 mg,控制发作后可予卡马西平片,每次100 mg,每天 2 次。

3.应激性溃疡

丘脑、脑干出血患者常合并应激性溃疡和引起消化道出血,机制不明,可能是出血影响边缘系统、丘脑、丘脑下部及下行自主神经纤维,使肾上腺皮质激素和胃酸分泌大量增加,黏液分泌减少及屏障功能削弱。常在病后第 2～14 天突然发生,可反复出现,表现呕血及黑便,出血量大时常见烦躁不安、口渴、皮肤苍白、湿冷、脉搏细速、血压下降、尿量减少等外周循环衰竭表现。可采取抑制胃酸分泌和加强胃黏膜保护治疗。① H_2 受体阻滞剂雷尼替丁,每次 150 mg,每天 2 次,口服;② H_2 受体阻滞剂西咪替丁,0.4～0.8 g/d,加入0.9%氯化钠注射液,静脉滴注;③质子泵抑制剂注射用奥美拉唑钠,每次 40 mg,每 12 小时静脉注射 1 次,连用 3 天。还可用胃黏膜保护剂硫糖铝,每次 1 g,每天 4 次,口服;或氢氧化铝凝胶,每次 40～60 mL,每天 4 次,口服。若发生上消化道出血可用去甲肾上腺素 4～8 mg加冰盐水 80～100 mL,每天4～6 次,口服;云南白药,每次0.5 g,每天 4 次,口服。保守治疗无效时可在胃镜下止血,需注意呕血引起窒息,并补液或输血维持血容量。

4.心律失常

心房颤动常见,多见于病后前 3 天。心电图复极改变常导致易损期延长,易损期出现的期前收缩可导致室性心动过速或心室颤动。这可能是脑出血患者易发生猝死的主要原因。心律失常影响心排血量,降低脑灌注压,可加重原发脑病变,影响预后。应注意改善冠心病患者的心肌供血,给予常规抗心律失常治疗,及时纠正电解质紊乱,可试用 β 受体阻滞剂和钙通道阻滞剂治疗,维护心脏功能。

5.大便秘结

脑出血患者,由于卧床等原因,常会出现便秘。用力排便时腹压增高,从而使颅内压升高,可加重脑出血症状。便秘时腹胀不适,使患者烦躁不安,血压升高,亦可使病情加重,故脑出血患者便秘的护理十分重要。便秘可用甘油灌肠剂(支),患者侧卧位插入肛门内 6～10 cm,将药液缓慢注入直肠内 60 mL,5～10 分钟即可排便;缓泻剂如酚酞 2 片,每晚口服,亦可用中药番泻叶3～9 g泡服。

6.稀释性低钠血症

稀释性低钠血症又称血管升压素分泌异常综合征,10%的脑出血患者可发生。因血管升压素分泌减少,尿排钠增多,血钠降低,可加重脑水肿,每天应限制水摄入量在800～1 000 mL,补钠 9～12 g;宜缓慢纠正,以免导致脑桥中央髓鞘溶解症。另有脑耗盐综合征,是心钠素分泌过高导致低钠血症,应输液补钠治疗。

7.下肢深静脉血栓形成

急性脑卒中患者易并发下肢和瘫痪肢体深静脉血栓形成,患肢进行性水肿和发硬,肢体静脉血流图检查可确诊。勤翻身、被动活动或抬高瘫痪肢体可预防;治疗可用肝素钠 5 000 U,静脉滴注,每天 1 次;或低分子量肝素,每次 4 000 U,皮下注射,每天 2 次。

(七)外科治疗

可挽救重症患者的生命及促进神经功能恢复,手术宜在发病后 6～24 小时内进行,预后直接与术前意识水平有关,昏迷患者通常手术效果不佳。

1.手术指征

(1)脑叶出血:患者清醒、无神经障碍和小血肿(<20 mL)者,不必手术,可密切观察和随访。患者意识障碍、大血肿和在 CT 片上有占位征,应手术。

(2)基底节和丘脑出血:大血肿、有神经障碍者应手术。

(3)脑桥出血:原则上内科治疗。但对非高血压性脑桥出血如海绵状血管瘤,可手术治疗。

(4)小脑出血:血肿直径≥2 cm 者应手术,特别是合并脑积水、意识障碍、神经功能缺失和占位征者。

2.手术禁忌证

(1)深昏迷患者(GCS 3～5 分)或去大脑强直。

(2)生命体征不稳定,如血压过高、高热、呼吸不规则,或有严重系统器质性病变者。

（3）脑干出血。

（4）基底节或丘脑出血影响到脑干。

（5）病情发展急骤，发病数小时即深昏迷者。

3.常用手术方法

（1）小脑减压术：是高血压性小脑出血最重要的外科治疗，可挽救生命和逆转神经功能缺损，病程早期患者处于清醒状态时手术效果好。

（2）开颅血肿清除术：占位效应引起中线结构移位和初期脑疝时外科治疗可能有效。

（3）钻孔扩大骨窗血肿清除术。

（4）钻孔微创颅内血肿清除术。

（5）脑室出血脑室引流术。

（八）早期康复治疗

原则上应尽早开始。在神经系统症状不再进展，没有严重精神、行为异常，生命体征稳定，没有严重的并发症、合并症时即可开始康复治疗的介入，但需注意康复方法的选择。早期康复治疗对恢复患者的神经功能，提高生活质量是十分有利的。早期对瘫痪肢体进行按摩及被动运动，开始有主动运动时即应根据康复要求按阶段进行训练，以促进神经功能恢复，避免出现关节挛缩、肌肉萎缩和骨质疏松；对失语患者需加强言语康复训练。

（九）加强护理，防治并发症

常见的并发症有肺部感染、上消化道出血、吞咽困难和水电解质紊乱、下肢静脉血栓形成、肺栓塞、肺水肿、冠状动脉性疾病和心肌梗死、心脏损伤、痫性发作等。脑出血预后与急性期护理有直接关系，合理的护理措施十分重要。

1.体位

头部抬高 15°～30°，既能保持脑血流量，又能保持呼吸道通畅。切忌无枕仰卧。凡意识障碍患者宜采用侧卧位，头稍前屈，以利口腔分泌物流出。

2.饮食与营养

营养不良是脑出血患者常见的易被忽视的并发症，应充分重视。重症意识障碍患者急性期应禁食1～2天，静脉补给足够能量与维生素，发病48小时后若无活动性消化道出血，可鼻饲流质饮食，应考虑营养合理搭配与平衡。患者意识转清、咳嗽反射良好、能吞咽时可停止鼻饲，应注意喂食时宜取45°半卧位，食物宜做成糊状,流质饮料均应选用茶匙喂食,喂食出现呛咳可拍背。

3.呼吸道护理

脑出血患者应保持呼吸道通畅和足够通气量,意识障碍或脑干功能障碍患者应行气管插管,指征是 $PaO_2 < 8.0$ kPa(60 mmHg)、$PaCO_2 > 6.7$ kPa(50 mmHg)或有误吸危险者。鼓励勤翻身、拍背,鼓励患者尽量咳嗽,咳嗽无力痰多时可超声雾化治疗,呼吸困难、呼吸道痰液多、经鼻抽吸困难者可考虑气管切开。

4.压疮防治与护理

昏迷或完全性瘫痪患者易发生压疮,预防措施包括定时翻身,保持皮肤干燥清洁,在骶部、足跟及骨隆起处加垫气圈,经常按摩皮肤及活动瘫痪肢体促进血液循环,皮肤发红可用70%乙醇溶液或温水轻柔,涂以3.5%安息香酊。

七、预后与预防

(一)预后

脑出血的预后与出血量、部位、病因及全身状况等有关。脑干、丘脑及大量脑室出血预后差。脑水肿、颅内压增高及脑疝并发症与脑-内脏(脑-心、脑-肺、脑-肾、脑-胃肠)综合征是致死的主要原因。早期多死于脑疝,晚期多死于中枢性衰竭、肺炎和再出血等继发性并发症。影响本病的预后因素:①年龄较大;②昏迷时间长和程度深;③颅内压高和脑水肿重;④反复多次出血和出血量大;⑤小脑、脑干出血;⑥神经体征严重;⑦出血灶多和生命体征不稳定;⑧伴癫痫发作、去大脑皮质强直或去大脑强直;⑨伴有脑-内脏联合损害;⑩合并代谢性酸中毒、代谢障碍或电解质紊乱者,预后差。及时给予正确的中西医结合治疗和内外科治疗,可大大改善预后,减少病死率和致残率。

(二)预防

总的原则是定期体检,早发现、早预防、早治疗。脑出血是多危险因素所致的疾病。研究证明,高血压是最重要的独立危险因素,心脏病、糖尿病是肯定的危险因素。多种危险因素之间存在错综复杂的相关性,它们互相渗透、互相作用、互为因果,从而增加了脑出血的危险性,也给预防和治疗带来困难。目前,我国仍存在对高血压知晓率低、用药治疗率低和控制率低等"三低"现象,恰与我国脑卒中患病率高、致残率高和病死率高等"三高"现象形成鲜明对比。因此,加强高血压的防治宣传教育是非常必要的。在高血压治疗中,轻型高血压可选用尼群地平和吲达帕胺,对其他类型的高血压则应根据病情选用钙通道阻滞剂、β受体阻滞剂、血管紧张素转化酶抑制剂(ACEI)、利尿剂等联合治疗。

有些危险因素是先天决定的,而且是难以改变甚至不能改变的(如年龄、性别);有些危险因素是环境造成的,很容易预防(如感染);有些是人们生活行为的方式,是完全可以控制的(如抽烟、酗酒);还有些疾病常常是可治疗的(如高血压)。虽然大部分高血压患者都接受过降压治疗,但规范性、持续性差,这样非但没有起到降低血压、预防脑出血的作用,反而使血压忽高忽低,易于引发脑出血。所以控制血压除进一步普及治疗外,重点应放在正确的治疗方法上。预防工作不可简单、单一化,要采取突出重点、顾及全面的综合性预防措施,才能有效地降低脑出血的发病率、病死率和复发率。

除针对危险因素进行预防外,日常生活中需注意经常锻炼、戒烟酒,合理饮食,调理情绪。饮食上提倡"五高三低",即高蛋白质、高钾、高钙、高纤维素、高维生素及低盐、低糖、低脂。锻炼要因人而异,方法灵活多样,强度不宜过大,避免剧烈运动。

第二节 脑 栓 塞

脑栓塞以前称栓塞性脑梗死,是指来自身体各部位的栓子,经颈动脉或椎动脉进入颅内,阻塞脑部血管,中断血流,导致该动脉供血区域的脑组织缺血缺氧而软化坏死及相应的脑功能障碍。临床表现出相应的神经系统功能缺损症状和体征,如急骤起病的偏瘫、偏身感觉障碍和偏盲等。大面积脑梗死还有颅内高压症状,严重时可发生昏迷和脑疝。脑栓塞约占脑梗死的 15%。

一、病因与发病机制

(一)病因

脑栓塞按其栓子来源不同,可分为心源性脑栓塞、非心源性脑栓塞及来源不明的脑栓塞。其中,心源性栓子占脑栓塞的 60%～75%。

1.心源性

风湿性心脏病引起的脑栓塞,占整个脑栓塞的 50% 以上。二尖瓣狭窄或二尖瓣狭窄合并关闭不全者最易发生脑栓塞,因二尖瓣狭窄时,左心房扩张,血流缓慢瘀滞,又有涡流,易于形成附壁血栓,血流的不规则更易使之脱落成栓子,故心房颤动时更易发生脑栓塞。慢性心房颤动是脑栓塞形成最常见的原因。其他还有心肌梗死、心肌病的附壁血栓,以及细菌性心内膜炎时瓣膜上的炎性赘生物脱落、心脏黏液瘤和心脏手术等病因。

2.非心源性

主动脉以及发出的大血管粥样硬化斑块和附着物脱落引起的血栓栓塞也是脑栓塞的常见原因。另外,还有炎症的脓栓、骨折的脂肪栓、人工气胸和气腹的空气栓、癌栓、虫栓和异物栓等。还有来源不明的栓子等。

(二)发病机制

各个部位的栓子通过颈动脉系统或椎动脉系统时,栓子阻塞血管的某一分支,造成缺血、梗死和坏死,产生相应的临床表现;还有栓子造成远端的急性供血中断,该区脑组织发生缺血性变性、坏死及水肿;另外,由于栓子的刺激,该段动脉和周围小动脉反射性痉挛,结果不仅造成该栓塞的动脉供血区的缺血,同时因其周围的动脉痉挛,进一步加重脑缺血损害的范围。

二、病理

脑栓塞的病理改变与脑血栓形成基本相同。但是,有以下几点不同:①脑栓塞的栓子与动脉壁不粘连;而脑血栓形成是在动脉壁上形成的,所以血栓与动脉壁粘连不易分开。②脑栓塞的栓子可以向远端移行,而脑血栓形成的栓子不能。③脑栓塞所致的梗死灶,有 60% 以上合并出血性梗死;脑血栓形成所致的梗死灶合并出血性梗死较少。④脑栓塞往往为多发病灶,脑血栓形成常为一个病灶。另外,炎性栓子可见局灶性脑炎或脑脓肿,寄生虫栓子在栓塞处可发现虫体或虫卵。

三、临床表现

(一)发病年龄

风湿性心脏病引起者以中青年为多,冠心病及大动脉病变引起者以中老年人为多。

(二)发病情况

发病急骤,在数秒钟或数分钟之内达高峰,是所有脑卒中发病最快者,有少数患者因反复栓塞可在数天内呈阶梯式加重。一般发病无明显诱因,安静和活动时均可发病。

(三)症状与体征

约有 4/5 的脑栓塞发生于前循环,特别是大脑中动脉,病变对侧出现偏瘫、偏身感觉障碍和偏盲,优势半球病变还有失语。癫痫发作很常见,因大血管栓塞,常引起脑血管痉挛,有部分性发作或全面性发作。椎-基底动脉栓塞约占1/5,起病有眩晕、呕吐、复视、交叉性瘫痪、共济失调、构音障碍和吞咽困难等。栓子进入一侧或两侧大脑后动脉有同向性偏盲或皮质盲。基底动脉主干栓塞会导致昏迷、四肢瘫痪,可引起闭锁综合征及基底动脉尖综合征。

心源性栓塞患者有心慌、胸闷、心律失常和呼吸困难等。

四、辅助检查

(一)胸部 X 线检查

可发现心脏肥大。

(二)心电图检查

可发现陈旧或新鲜心肌梗死、心律失常等。

(三)超声心动图检查

超声心动图检查是评价心源性脑栓塞的重要依据之一,能够显示心脏立体解剖结构,包括瓣膜反流和运动、心室壁的功能和心腔内的肿块。

(四)多普勒超声检查

有助于测量血流通过狭窄瓣膜的压力梯度及狭窄的严重程度。彩色多普勒超声血流图可检测瓣膜反流程度并可研究与血管造影的相关性。

(五)经颅多普勒超声(TCD)

TCD可检测颅内血流情况,评价血管狭窄的程度及闭塞血管的部位,也可检测动脉粥样硬化的斑块及微栓子的部位。

(六)神经影像学检查

头颅 CT 和 MRI 检查可显示缺血性梗死和出血性梗死改变。合并出血性梗死高度支持脑栓塞的诊断,许多患者继发出血性梗死临床症状并未加重,发病3～5天内复查 CT 可早期发现继发性梗死后出血。早期脑梗死 CT 难于发现,常规 MRI 假阳性率较高,MRI 弥散成像(DWI)和灌注成像(PWI)可以发现超急性期脑梗死。磁共振血管成像(MRA)是一种无创伤性显示脑血管狭窄或阻塞的方法,造影特异性较高。数字减影血管造影(DSA)可更好地显示脑血管狭窄的部位、范围和程度。

(七)腰椎穿刺脑脊液检查

脑栓塞引起的大面积脑梗死可有脑脊液压力增高和蛋白含量增高。出血性脑梗死时可见红细胞。

五、诊断与鉴别诊断

(一)诊断

(1)多为急骤发病。

(2)多数无前驱症状。

(3)一般意识清楚或有短暂意识障碍。

(4)有颈内动脉系统或椎-基底动脉系统症状和体征。

(5)腰椎穿刺脑脊液检查一般不应含血,若有红细胞可考虑出血性脑栓塞。

(6)栓子的来源可为心源性或非心源性,也可同时伴有脏器栓塞症状。

(7)头颅 CT 和 MRI 检查有梗死灶或出血性梗死灶。

(二)鉴别诊断

1.血栓形成性脑梗死

均为急性起病的偏瘫、偏身感觉障碍,但血栓形成性脑梗死发病较慢,短期内症状可逐渐进展,一般无心房颤动等心脏病症状,头颅 CT 很少有出血性梗死灶,以资鉴别。

2.脑出血

均为急骤起病的偏瘫,但脑出血多数有高血压、头痛、呕吐和意识障碍,头颅 CT 为高密度灶可以鉴别。

六、治疗

(一)抗凝治疗

对抗凝治疗预防心源性脑栓塞复发的利弊,仍存在争议。有的学者认为脑栓塞容易发生出血性脑梗死和大面积脑梗死,可有明显的脑水肿,所以在急性期不主张应用较强的抗凝药物,以免引起出血性梗死,或并发脑出血及加重脑水肿。也有学者认为,抗凝治疗是预防随后再发栓塞性脑卒中的重要手段。心房颤动或有再栓塞风险的心源性病因、动脉夹层或动脉高度狭窄的患者,可应用抗凝药物预防再栓塞。栓塞复发的高风险可完全抵消发生出血的风险。常用的抗凝药物有以下几种。

1.肝素

肝素有妨碍凝血活酶的形成作用;能增强抗凝血酶、中和活性凝血因子及纤溶酶;还有消除血小板的凝集作用,通过抑制透明质酸酶的活性而发挥抗凝作用。肝素每次 12 500～25 000 U(100～200 mg)加入 5％葡萄糖注射液或 0.9％氯化钠注射液 1 000 mL 中,缓慢静脉滴注或微泵注入,以每分钟 10～20 滴为宜,维持48 小时,同时第 1 天开始口服抗凝药。

有颅内出血、严重高血压、肝肾功能障碍、消化道溃疡、急性细菌性心内膜炎和出血倾向者禁用。根据部分凝血活酶时间（APTT）调整剂量,维持治疗前 APTT 值的 1.5～2.5 倍,及时检测凝血活酶时间及活动度。用量过大,可导致严重自发性出血。

2.那曲肝素钙

那曲肝素钙又名低分子肝素钙,是一种由普通肝素钠通过硝酸分解纯化而得到的低分子肝素钙盐,其平均分子量为 4 500。目前认为低分子肝素钙是通过抑制凝血酶的生长而发挥作用。另外,还可溶解血栓和改善血流动力学。对血小板的功能影响明显小于肝素,很少引起出血并发症。因此,那曲肝素钙是一种比较安全的抗凝药。每次 4 000～5 000 U,腹部脐下外侧皮下垂直注射,每天 1～2 次,连用 7～10 天,注意不能用于肌内注射。可能引起注射部位出血性瘀斑、皮下淤血、血尿和过敏性皮疹。

3.华法林

华法林为香豆素衍生物钠盐,通过拮抗维生素 K 的作用,使凝血因子Ⅱ、Ⅶ、Ⅸ和Ⅹ的前体物质不能活化,在体内发挥竞争性的抑制作用,为一种间接性的中效抗凝剂。第 1 天给予 5～10 mg口服,第 2 天半量;第 3 天根据复查的凝血酶原时间及活动度结果调整剂量,凝血酶原活动度维持在 25％～40％给予维持剂量,一般维持量为每天 2.5～5 mg,可用 3～6 个月。不良反应可有牙龈出血、血尿、发热、恶心、呕吐、腹泻等。

(二)脱水降颅内压药物

脑栓塞患者常为大面积脑梗死、出血性脑梗死,常有明显脑水肿,甚至发生脑疝的危险,对此必须立即应用降颅内压药物。心源性脑栓塞应用甘露醇可增加心脏负荷,有引起急性肺水肿的风险。20％甘露醇每次只能给 125 mL 静脉滴注,每天 4～6 次。为增强甘露醇的脱水力度,同时必须加用呋塞米,每次 40 mg静脉注射,每天 2 次,可减轻心脏负荷,达到保护心脏的作用,保证甘露醇的脱水治疗;甘油果糖每次250～500 mL缓慢静脉滴注,每天 2 次。

(三)扩张血管药物

1.丁苯酞

每次 200 mg,每天 3 次,口服。

2.葛根素注射液

每次 500 mg 加入 5％葡萄糖注射液或 0.9％氯化钠注射液 250 mL 中静脉滴注,每天 1 次,可连用10～14 天。

3.复方丹参注射液

每次 2 支(4 mL)加入 5％葡萄糖注射液或 0.9％氯化钠注射液 250 mL 中静脉滴注,每天1次,可连用 10～14 天。

4.川芎嗪注射液

每次 100 mg 加入 5％葡萄糖注射液或 0.9％氯化钠注射液 250 mL 中静脉滴注,每天 1 次,可连用10～15 天,有脑水肿和出血倾向者忌用。

(四)抗血小板聚集药物

早期暂不应用,特别是已有出血性梗死者急性期不宜应用。当急性期过后,为预防血栓栓塞的复发,可较长期应用阿司匹林或氯吡格雷。

(五)原发病治疗

对感染性心内膜炎(亚急性细菌性心内膜炎),在病原菌未培养出来时,给予青霉素每次320 万～400 万U 加入 5％葡萄糖注射液或 0.9％氯化钠注射液 250 mL 中静脉滴注,每天 4～6 次;已知病原微生物,对青霉素敏感的首选青霉素,对青霉素不敏感者选用头孢曲松钠,每次2 g 加入 5％葡萄糖注射液 250～500 mL 中静脉滴注,12 小时滴完,每天 2 次。对青霉素过敏和过敏体质者慎用,对头孢菌素类药物过敏者禁用。对青霉素和头孢菌素类抗生素不敏感者可应用去甲万古霉素,30 mg/(kg·d),分 2 次静脉滴注,每 0.8 g 药物至少加 200 mL 液体,在 1 小时以上时间内缓慢滴入,可用4～6 周,24 小时内最大剂量不超过2 g,此药有明显的耳毒性和肾毒性。

七、预后与预防

(一)预后

脑栓塞急性期病死率为 5％～15％,多死于严重脑水肿、脑疝。心肌梗死引起的脑栓塞预后较差,多遗留严重的后遗症。如栓子来源不消除,半数以上患者可能复发,约 2/3 在 1 年内复发,复发的病死率更高。10％～20％的脑栓塞患者可能在病后 10 天内发生第 2 次栓塞,病死率极高。栓子较小、症状较轻、及时治疗的患者,神经功能障碍可以部分或完全缓解。

(二)预防

最重要的是预防脑栓塞的复发。目前认为对于心房颤动、心肌梗死、二尖瓣脱垂患者可首选华法林作为二级预防的药物,阿司匹林也有效,但效果低于华法林。华法林的剂量一般为每天2.5~3.0 mg,老年人每天 1.5~2.5 mg,并可采用国际标准化比值(INR)为标准进行治疗,既可获效,又可减少出血的危险性。1993 年,欧洲 13 个国家 108 个医疗中心联合进行了一组临床试验,共入选 1 007 例非风湿性心房颤动发生短暂性脑缺血发作(transient ischemic attack,TIA)或小卒中的患者,分为3组,一组应用香豆素,一组用阿司匹林,另一组用安慰剂,随访2~3年,计算脑卒中或其他部位栓塞的发生率。结果发现应用香豆素组每年可减少9%脑卒中发生率,阿司匹林组减少 4%。前者出血发生率为 2.8%(每年),后者为 0.9%(每年)。

　　关于脑栓塞发生后何时开始应用抗凝剂仍有不同看法。有的学者认为过早应用可增加出血的危险性,因此建议发病后数周再开始应用抗凝剂比较安全。据临床研究结果表明,高血压是引起出血的主要危险因素,如能严格控制高血压,华法林的剂量强度控制在 INR 2.0~3.0,则其出血发生率可以降低。因此,目前认为华法林可以作为某些心源性脑栓塞的预防药物。

第三节　腔隙性脑梗死

　　腔隙性脑梗死(LI)是指大脑半球深部白质和脑干等中线部位,由直径为 100~400 μm 的穿支动脉血管闭塞导致的脑梗死。所引起的病灶为 0.5~15.0 mm³ 的梗死灶。大多由大脑前动脉、大脑中动脉、前脉络丛动脉和基底动脉的穿支动脉闭塞所引起。脑深部穿动脉闭塞导致相应灌注区脑组织缺血、坏死、液化,由吞噬细胞将该处组织移走而形成小腔隙。好发于基底节、丘脑、内囊、脑桥的大脑皮质贯通动脉供血区。反复发生多个腔隙性脑梗死,称多发性腔隙性脑梗死。临床引起相应的综合征,常见的有纯运动性轻偏瘫、纯感觉性卒中、构音障碍手笨拙综合征、共济失调性轻偏瘫和感觉运动性卒中。高血压和糖尿病是主要原因,特别是高血压尤为重要。腔隙性脑梗死占脑梗死的 20%~30%。

一、病因与发病机制

(一)病因

真正的病因和发病机制尚未完全清楚,但与下列因素有关。

1.高血压

长期高血压作用于小动脉及微小动脉壁,致脂质透明变性,管腔闭塞,产生腔隙性病变。舒张压增高是多发性腔隙性脑梗死的常见原因。

2.糖尿病

糖尿病时血浆低密度脂蛋白及极低密度脂蛋白的浓度增高,引起脂质代谢障碍,促进胆固醇合成,从而加速、加重动脉硬化的形成。

3.微栓子(无动脉病变)

各种类型小栓子阻塞小动脉导致腔隙性脑梗死,如胆固醇、红细胞增多症、纤维蛋白等。

4.血液成分异常

如红细胞增多症、血小板增多症和高凝状态,也可导致发病。

(二)发病机制

腔隙性脑梗死的发病机制还不完全清楚。微小动脉粥样硬化被认为是症状性腔隙性脑梗死常见的发病机制。在慢性高血压患者中,在粥样硬化斑直径为 $100 \sim 400~\mu m$ 的小动脉中,也能发现形成的动脉狭窄和闭塞。颈动脉粥样斑块,尤其是多发性斑块,可能会导致腔隙性脑梗死;脑深部穿动脉闭塞,导致相应灌注区脑组织缺血、坏死,由吞噬细胞将该处脑组织移走,遗留小腔,因而导致该部位神经功能缺损。

二、病理

腔隙性脑梗死灶呈不规则圆形、卵圆形或狭长形。累及管径在 $100 \sim 400~\mu m$ 的穿动脉,梗死部位主要在基底节(特别是壳核和丘脑)、内囊和脑桥的白质。大多数腔隙性脑梗死位于豆纹动脉分支、大脑后动脉的丘脑深穿支、基底动脉的旁中央支供血区。阻塞常发生在深穿支的前半部分,因而梗死灶均较小,大多数直径为0.2~15 mm。病变血管可见透明变性、玻璃样脂肪变、玻璃样小动脉坏死、血管壁坏死和小动脉硬化等。

三、临床表现

本病常见于 $40 \sim 60$ 岁以上的中老年人。腔隙性脑梗死患者中高血压的发病率约为 75% ,糖尿病的发病率为 $25\% \sim 35\%$,有 TIA 史者约有 20% 。

(一)症状和体征

临床症状一般较轻,体征单一,一般无头痛、颅内高压症状和意识障碍。由于病灶小，又常位于脑的静区，故许多腔隙性脑梗死在临床上无症状。

(二)临床综合征

Fisher 根据病因、病理和临床表现，归纳为 21 种综合征，常见的有以下几种。

1.纯运动性轻偏瘫(pure motor hemiparesis，PMH)

PMH 最常见，约占 60%，有病灶对侧轻偏瘫，而不伴失语、感觉障碍和视野缺损，病灶多在内囊和脑干。

2.纯感觉性卒中(pure sensory stroke，PSS)

PSS 约占 10%，表现为病灶对侧偏身感觉障碍，也可伴有感觉异常，如麻木、烧灼和刺痛感。病灶在丘脑腹后外侧核或内囊后肢。

3.构音障碍手笨拙综合征(dysarthric-clumsy hand syndrome，DCHS)

DCHS 约占 20%，表现为构音障碍、吞咽困难，病灶对侧轻度中枢性面、舌瘫，手的精细运动欠灵活，指鼻试验欠稳。病灶在脑桥基底部或内囊前肢及膝部。

4.共济失调性轻偏瘫(ataxic-hemiparesis，AH)

病灶同侧共济失调和病灶对侧轻偏瘫，下肢重于上肢，伴有锥体束征。病灶多在放射冠汇集至内囊处，或脑桥基底部皮质脑桥束受损所致。

5.感觉运动性卒中(sensorimotor stroke，SMS)

SMS 少见，以偏身感觉障碍起病，再出现轻偏瘫，病灶位于丘脑腹后核及邻近内囊后肢。

6.腔隙状态

由 Marie 提出，由于多次腔隙性脑梗死后，有进行性加重的偏瘫、严重的精神障碍、痴呆、平衡障碍、二便失禁、假性延髓性麻痹、双侧锥体束征和类帕金森综合征等。近年由于有效控制血压及治疗的进步，现在已很少见。

四、辅助检查

(一)神经影像学检查

1.颅脑 CT

非增强 CT 扫描显示为基底节区或丘脑呈卵圆形低密度灶，边界清楚，直径为 10~15 mm。由于病灶小，占位效应轻微，一般仅为相邻脑室局部受压，多无中线移位，梗死密度随时间逐渐减低，4 周后接近脑脊液密度，并出现萎缩性改变。增强扫描于梗死后 3 天至 1 个月可能发生均一或斑块性强化，以 2~3 周明显,待达到脑脊液密度时,则不再强化。

2.颅脑 MRI

MRI 显示比 CT 优越,尤其是对脑桥的腔隙性脑梗死和新旧腔隙性脑梗死的鉴别有意义,增强后能提高阳性率。颅脑 MRI 检查在 T_2WI 像上显示高信号,是小动脉阻塞后新的或陈旧的病灶。T_1WI 和 T_2WI 分别表现为低信号和高信号斑点状或斑片状病灶,呈圆形、椭圆形或裂隙形,最大直径常为数毫米,一般不超过 1 cm。急性期 T_1WI 的低信号和 T_2WI 的高信号,常不及慢性期明显,由于水肿的存在,使病灶看起来常大于实际梗死灶。注射造影剂后,T_1WI 急性期、亚急性期和慢性期病灶显示增强,呈椭圆形、圆形,也可呈环形。

3.CT 血管成像(CTA)、磁共振血管成像(MRA)

了解颈内动脉有无狭窄及闭塞程度。

(二)超声检查

经颅多普勒超声(TCD)了解颈内动脉狭窄及闭塞程度。三维超声检查,了解颈内动脉粥样硬化斑块的大小和厚度。

(三)血液学检查

了解有无糖尿病和高脂血症等。

五、诊断与鉴别诊断

(一)诊断

(1)中老年人发病,多数患者有高血压病史,部分患者有糖尿病史或 TIA 史。

(2)急性或亚急性起病,症状比较轻,体征比较单一。

(3)临床表现符合 Fisher 描述的常见综合征之一。

(4)颅脑 CT 或 MRI 发现与临床神经功能缺损一致的病灶。

(5)预后较好,恢复较快,大多数患者不遗留后遗症状和体征。

(二)鉴别诊断

1.小量脑出血

均为中老年发病,有高血压和急起的偏瘫和偏身感觉障碍。但小量脑出血头颅 CT 显示高密度灶即可鉴别。

2.脑囊虫病

CT 均表现为低信号病灶。但是,脑囊虫病 CT 呈多灶性、小灶性和混合灶性病灶,临床表现常有头痛和癫痫发作,血和脑脊液囊虫抗体阳性,可供鉴别。

六、治疗

(一)抗血小板聚集药物

抗血小板聚集药物是预防和治疗腔隙性脑梗死的有效药物。

1.肠溶阿司匹林(或拜阿司匹林)

每次 100 mg,每天 1 次,口服,可连用 6~12 个月。

2.氯吡格雷

每次 50~75 mg,每天 1 次,口服,可连用半年。

3.西洛他唑

每次 50~100 mg,每天 2 次,口服。

4.曲克芦丁

每次 200 mg,每天 3 次,口服;或每次 400~600 mg 加入 5%葡萄糖注射液或 0.9%氯化钠注射液 500 mL 中静脉滴注,每天 1 次,可连用 20 天。

(二)钙通道阻滞剂

1.氟桂利嗪

每次 5~10 mg,睡前口服。

2.尼莫地平

每次 20~30 mg,每天 3 次,口服。

3.尼卡地平

每次 20 mg,每天 3 次,口服。

(三)血管扩张药

1.丁苯酞

每次 200 mg,每天 3 次,口服。偶见恶心、腹部不适,有严重出血倾向者忌用。

2.丁咯地尔

每次 200 mg 加入 5%葡萄糖注射液或 0.9%氯化钠注射液 250 mL 中静脉滴注,每天 1 次,连用10~14 天;或每次 200 mg,每天 3 次,口服。可有头痛、头晕、恶心等不良反应。

3.倍他司汀

每次 6~12 mg,每天 3 次,口服。可有恶心、呕吐等不良反应。

(四)内科病的处理

有效控制高血压、糖尿病、高脂血症等,坚持药物治疗,定期检查血压、血糖、血脂、心电图和有关血液流变学指标。

七、预后与预防

(一)预后

Marie 和 Fisher 认为腔隙性脑梗死一般预后良好,下述几种情况影响本病的预后。

(1)梗死灶的部位和大小,如腔隙性脑梗死发生在脑的重要部位——脑桥和丘脑,以及大的和多发性腔隙性脑梗死者预后不良。

(2)有反复 TIA 发作,有高血压、糖尿病和严重心脏病(缺血性心脏病、心房颤动、心脏瓣膜病等),症状没有得到很好控制者预后不良。据报道,1 年内腔隙性脑梗死的复发率为 10%～18%;腔隙性脑梗死,特别是多发性腔隙性脑梗死半年后约有 23%的患者发展为血管性痴呆。

(二)预防

控制高血压、防治糖尿病和 TIA 是预防腔隙性脑梗死发生和复发的关键。

(1)积极处理危险因素。①血压的调控:长期高血压是腔隙性脑梗死主要的危险因素之一。在降血压药物方面无统一规定应用的药物。选用降血压药物的原则是既要有效和持久地降低血压,又不至于影响重要器官的血流量。可选用钙通道阻滞剂,如硝苯地平缓释片,每次20 mg,每天 2 次,口服;或尼莫地平,每次 30 mg,每天 3 次,口服。也可选用血管紧张素转换酶抑制剂(ACEI),如卡托普利,每次12.5～25 mg,每天 3 次,口服;或贝拉普利,每次5～10 mg,每天1次,口服。②调控血糖:糖尿病也是腔隙性脑梗死主要的危险因素之一。要积极控制血糖,注意饮食与休息。③调控高血脂:可选用辛伐他汀,每次 10～20 mg,每天 1 次,口服;或洛伐他汀,每次20～40 mg,每天 1～2 次,口服。④积极防治心脏病:要减轻心脏负荷,避免或慎用增加心脏负荷的药物,注意补液速度及补液量;对有心肌缺血、心肌梗死者应在心血管内科医师的协助下进行药物治疗。

(2)可以较长时期应用抗血小板聚集药物,如阿司匹林、氯吡格雷和中药活血化瘀药物。

(3)生活规律,心情舒畅,饮食清淡,适宜的体育锻炼。

第四节　高血压脑病

高血压脑病（hypertensive encephalopathy，HE）是指血压突然显著升高而引起的一种急性脑功能障碍综合征。可发生于各种原因所致的动脉性高血压患者，其发病率约占高血压患者的 5%。发病时血压突然升高，收缩压、舒张压均升高，以舒张压升高为主。临床上出现剧烈头痛、烦躁、恶心呕吐、视力障碍、抽搐、意识障碍甚至昏迷等症状，也可出现暂时性偏瘫、失语、偏身感觉障碍等。本病的特点是起病急、病程短，经及时降低血压，所有症状在数分钟或数天内可完全消失，而不留后遗症，否则可导致严重的脑功能损害，甚至死亡。病理特征：主要是脑组织不同程度的水肿，镜下可出现玻璃样变性，即小动脉管壁发生纤维蛋白样坏死。

本病可发生于各种原因导致的动脉性高血压患者，成人舒张压＞18.7 kPa（140 mmHg），儿童、孕妇或产妇血压＞24.0/16.0 kPa（180/120 mmHg）可导致发病。新近发病或急速发病的高血压患者可在血压相对较低的水平发生本病，如儿童急性肾小球肾炎或子痫患者血压在21.3/13.3 kPa（160/100 mmHg）左右即可发病。高血压脑病起病急，病死率高，故对其防治的研究显得尤为重要，目前西医治疗高血压脑病已取得了较好的成效。

一、病因与发病机制

(一)病因

(1)原发性高血压，当受情绪或精神影响时，血压迅速升高，可发生高血压脑病。

(2)继发性高血压，包括肾性高血压、嗜铬细胞瘤、原发性醛固酮增多症、皮质醇增多症、某些肾上腺酶的先天缺陷、妊娠高血压、主动脉狭窄等引起的高血压及收缩期高血压。

(3)少部分抑郁症患者在服用单胺氧化酶抑制剂时可发生高血压脑病，吃过多富含酪胺的食物（奶油、干酪、扁豆、腌鱼、红葡萄酒、啤酒等）也可诱发高血压脑病。

(4)急慢性脊髓损伤的患者，因膀胱充盈或胃肠潴留等过度刺激自主神经可诱发高血压脑病。

(5)突然停用高血压药物，特别是停用可乐亭亦可导致高血压脑病。

(6)临床上应用环孢素时若出现头痛、抽搐、视觉异常等症状时,也应考虑为高血压脑病的可能。

总之,临床上任何原因引起的急进型恶性高血压均可能成为高血压脑病的发病因素。

(二)发病机制

1.脑血管自动调节机制崩溃学说

正常情况下,血压波动时可通过小动脉的自动调节维持恒定的脑血流量,即Bayliss效应,此调节范围限制在平均动脉压为 8.0～24.0 kPa(60～180 mmHg)之内,在此范围内小动脉会随着血压的波动自动调节保持充足的脑血流量。而当平均动脉压迅速升高达 24.0 kPa(180 mmHg)以上时,可引起其自动调节机制破坏,使脑血管由收缩变为被动扩张,脑血流量迅速增加,血管内压超出脑间质压,血管内液体外渗,迅速出现脑水肿及颅内压增高,从而导致毛细血管壁变性坏死,出现点状出血及微梗死。

2.脑血管自动调节机制过度学说

又称小动脉痉挛学说,血压迅速升高,导致 Bayliss 效应过强,小动脉痉挛,血流量反而减少,血管壁缺血变性,通透性增加,血管内液外渗,引起水肿、点状出血及微梗死等。高血压脑病患者尸检时可见脑组织极度苍白,血管内无血,表明高血压脑病患者脑血管有显著的痉挛。高血压脑病发生时,还可见身体其他器官亦发生局限性血管痉挛,也支持小动脉痉挛的看法。

3.脑水肿学说

(1)有学者认为,上述两种机制可能同时存在。血压急剧升高后,先出现脑小动脉广泛的痉挛,继而出现扩张,造成小血管缺血变性,血管内液和血细胞外渗,引起广泛的脑水肿,从而出现点状出血及微血栓形成,甚至继发较大的动脉血栓形成,严重时因脑疝形成而致死。

(2)高血压脑病是急性过度升高的血压迫使血管扩张,通过动脉壁过度牵伸破坏了血-脑屏障,毛细血管通透性增加,使血浆成分和水分子外溢,细胞外液增加,继发血管源性水肿,导致神经功能缺损。

目前多数学者认为血管自动调节障碍是高血压脑病发病的主要因素。

二、病理

(一)肉眼观察

脑组织不同程度的水肿是高血压脑病的主要病理表现。严重脑水肿者,脑的重量可增加20%～30%。脑的外观呈苍白色,脑回变平,脑沟变浅,脑室变小,脑干常因颅内压增高而疝入枕骨大孔,导致脑干发生圆锥形的变形,脑的表面可有出血点,周围有大量的脑脊液外渗,浅表部位动脉、毛细血管及静脉可见扩张。切面呈白色,可见脑室变小、点状及弥散性小出血灶或微小狭长的裂隙状出血灶或腔隙性脑梗死灶。

(二)镜下观察

脑部小动脉管壁发生纤维蛋白样坏死,即玻璃样变性,血管内皮增殖,中层肥厚,外膜增生,血管腔变小或阻塞,形成本病所特有的小动脉病变。毛细血管壁变性或坏死,血-脑屏障结构被破坏。血管周围有明显的渗出物,组织细胞间隙增宽,部分神经细胞变性坏死,但胶质细胞增生不多。长期高血压者,还可见到较大的脑动脉壁中层肥大,内膜呈粥样硬化。此外,亦可在皮质及基底节区见到少数胶质细胞肿胀、神经元的缺血性改变及神经胶质的瘢痕形成。

三、临床表现

高血压脑病起病急骤,常因过度劳累、精神紧张或情绪激动诱发,病情发展迅速,急骤加重。起病前常先有动脉压显著增高,并有严重头痛、精神错乱、意识改变、周身水肿等前驱症状,一般经12～48小时发展成高血压脑病,严重者仅需数分钟。大部分患者在出现前驱症状时,立即嘱其卧床休息,并给予适当的降压治疗后,脑病往往可以消失而不发作;若血压继续升高则可转变为高血压脑病。本病发病年龄与病因有关,平均年龄为40岁;因急性肾小球性肾炎引起本病者多见于儿童或青年;因慢性肾小球肾炎引起者则以成年人多见;恶性高血压在30～45岁最多见。高血压脑病的症状一般持续数分钟到数小时,最长可达1～2个月。若不进行及时降压或对原发病治疗,使脑病症状持续较长时间,可造成不可逆的神经功能损伤,重者可因继发癫痫持续状态、心力衰竭或呼吸障碍而死亡。本病可反复发作,症状可有所不同。

(一)急性期

1.动脉压升高

原已有高血压者,发病时血压再度增高,舒张压往往升高至16.0 kPa(120 mmHg)以上,平均动脉压常在20.0～26.7 kPa(150～200 mmHg)。对于妊娠毒血症的妇女或急性肾小球肾炎儿童,发生高血压脑病时,血压波动范围较已有高血压的患者为小,收缩压可不高于24.0 kPa(180 mmHg),舒张压亦可不高于16.0 kPa(120 mmHg)。新近起病的高血压患者脑病发作时的血压水平要比慢性高血压患者发作时的血压低。

2.颅内压增高

表现为剧烈头痛,呕吐,颈项强直及视盘水肿等颅内高压症;并出现高血压性视网膜病变,表现为眼底火焰状出血和动脉变窄以及绒毛状渗出物。脑脊液压力可显著增高,甚至在腰椎穿刺时脑脊液可喷射而出,此时腰椎穿刺可促进脑疝的发生,故应慎行。

(1)头痛:为高血压脑病的早期症状,以前额或后枕部为主,咳嗽、紧张、用力时加重。头痛多出现于早晨,程度与血压水平相关,经降压及休息等相应治疗后头痛可缓解。

(2)呕吐:常在早晨与头痛伴发,可以呈喷射状,恶心可以不明显。其原因可能由于颅内压增高刺激迷走神经核所致,也可能是由于颅内高压、脑内的血液供应不足、延髓的呕吐中枢缺血缺氧而致。

(3)视盘水肿:指视盘表面和筛板前区神经纤维的肿胀,镜检发现视盘周围有毛刺样边界不清,随着水肿的发展,视盘边缘逐渐模糊、充血,颜色呈红色,视盘隆起,常超过2个屈光度,生理凹陷消失,视网膜静脉充盈、怒张、搏动消失,颅内压持续增高可出现血管周围点状或片状出血。眼底视网膜荧光照相可见视盘中央及其周边区有异常扩张的毛细血管网,且有液体漏出。轻度视盘水肿可在颅内压增高几小时内形成,高度视盘水肿一般需要几天的时间,此期患者可出现视物模糊、偏盲或黑蒙等视力障碍症状,可能与枕叶水肿、大脑后动脉或大脑中动脉痉挛有关。颅内高压解除之后,视盘水肿即开始消退。

3.抽搐

抽搐是高血压脑病的常见症状,其发生率为 $10.5\% \sim 41\%$,是由于颅内高压、脑部缺血缺氧、脑神经异常放电所致。表现为发作性意识丧失、瞳孔散大、两眼上翻、口吐白沫、呼吸暂停、皮肤发紫、肢体痉挛,并可有舌头咬破及大小便失禁等。发作多为全身性,也可为局限性,一般持续1~2分钟后,痉挛停止。有的患者频繁发作,最后发展为癫痫持续状态,有些患者则因抽搐诱发心力衰竭而死亡。

4.脑功能障碍

(1)意识障碍:表现为兴奋,烦躁不安,继而精神萎靡、嗜睡、神志模糊等。若病情继续进展可在数小时或1~2天内出现意识障碍加重甚至昏迷。

(2)精神症状:表现为强哭、强笑、定向障碍、判断力障碍、冲动行为,甚至谵妄、痴呆等症状。

（3）脑局灶性病变：表现为短暂的偏瘫、偏盲、失语、听力障碍和偏身感觉障碍等神经功能缺损症状。

5.阵发性呼吸困难

可能由于呼吸中枢血管痉挛、局部脑组织缺血及酸中毒引起。

6.高血压脑病的全身表现

（1）视网膜和眼底改变：视网膜血管出现不同程度的损害，如血管痉挛、硬化、渗出和出血等。血管痉挛是视网膜血管对血压升高的自身调节反应；渗出是小血管壁通透性增高和血管内压增高所致；出血则是小血管在高血压作用下管壁破裂的结果。

（2）肾脏和肾功能：持续性高血压可引起肾小动脉和微动脉硬化、纤维组织增生，促成肾大血管的粥样硬化与血栓形成，从而使肾缺血、肾单位萎缩和纤维化。轻者出现多尿、夜尿等，重者导致肾衰竭。若为肾性高血压，血压快速升高后，又可通过肾小血管的功能和结构改变，加重肾缺血，加速肾脏病变和肾衰竭。

（二）恢复期

血压下降至正常后症状消失，辅助检查指标转入正常，一般可在数天内完全恢复正常。

四、辅助检查

（一）血液、尿液检查

高血压脑病本身无特异性的血、尿改变，若合并肾功能损害，可出现氮质血症，血中酸碱度及电解质紊乱，尿中可出现蛋白、白细胞、红细胞、管型等改变。

（二）脑脊液检查

外观正常；多数患者脑脊液压力增高，多为中度增高，少数正常；细胞数多数正常，少数可有少量红细胞、白细胞；蛋白含量多数轻度增高，个别可达 1.0 g/L。

（三）脑电图检查

可见弥散性慢波或者癫痫样放电。急性期脑电图可出现两侧同步的尖、慢波，尤以枕部明显。严重的脑水肿可出现广泛严重的慢节律脑电活动波；当出现局灶性脑电波时可能存在有局灶病变。脑电图表现可以间接反映高血压脑病的严重程度。

（四）CT、MRI 检查

颅脑 CT 可见脑水肿所致的弥漫性白质密度降低，脑室变小；部分患者脑干及脑实质内可见弥漫性密度减低,环池狭窄。MRI 显示脑水肿呈长 T_1 与长 T_2 信号,这种信号可以在脑实质或脑干内出现,而且在 FLAIR 不被抑制,而呈更明显的高信号。CT 和 MRI 的这种改变通常在病情稳定后 1 周左右消失。

五、诊断与鉴别诊断

(一)诊断依据

(1)有原发或继发性高血压等病史,发病前常有过度疲劳、精神紧张、情绪激动等诱发因素。急性或亚急性起病,病情发展快,常在 12~48 小时达高峰;突然出现明显的血压升高,尤以舒张压升高为主[常>16.0 kPa(120 mmHg)]。

(2)出现头痛、抽搐、意识障碍、呕吐、视盘水肿、偏瘫、失语、高血压性视网膜病变等症状和体征;眼底显示 3~4 级高血压视网膜病变。

(3)头颅 CT 或 MRI 显示特征性顶枕叶水肿。脑脊液清晰,部分患者压力可能增高,可有少量红细胞或白细胞,蛋白含量可轻度增高;合并尿毒症者尿中可见蛋白及管型,血肌酐、尿素氮可升高。

(4)经降低颅内压和血压后症状可迅速缓解,一般不遗留任何脑损害后遗症。

(5)需排除高血压性脑出血、特发性蛛网膜下腔出血及颅内占位性病变。

(二)鉴别诊断

1.高血压危象

(1)指高血压病程中全身周围小动脉发生暂时性强烈痉挛,导致血压急剧升高,引起全身多脏器功能损伤的一系列症状和体征。

(2)出现头痛烦躁、恶心呕吐、心悸气促及视物模糊等症状。伴靶器官病变者可出现心绞痛、肺水肿或高血压脑病。

(3)血压以收缩压显著升高为主,常>26.7 kPa(200 mmHg),也可伴有舒张压升高。

2.高血压性脑出血

(1)多发生于 50 岁以上的老年人,有较长时间的高血压动脉硬化病史。

(2)于体力活动或情绪激动时突然发病,有不同程度的头痛、恶心、呕吐、意识障碍等症状。

(3)病情进展快,几分钟或几小时内迅速出现肢体功能障碍及颅内压增高的症状。

(4)查体有神经系统定位体征。

(5)颅脑CT检查可见脑内高密度血肿区。

3.特发性蛛网膜下腔出血

(1)意识障碍常在发病后立即出现,血压升高不明显。

(2)有头痛、呕吐等颅内压增高的症状和脑膜刺激征阳性体征,伴或不伴有意识障碍。

(3)眼底检查可发现视网膜新鲜出血灶。脑脊液压力增高,为均匀血性脑脊液。

(4)脑CT可发现在蛛网膜下腔内或出血部位有高密度影。

4.原发性癫痫

(1)无高血压病史,临床症状与血压控制程度无关。

(2)具有发作性、短暂性、重复性、刻板性的临床特点。

(3)出现突发意识丧失、瞳孔散大、两眼上翻、口吐白沫、四肢抽搐等表现。

(4)脑电图见尖波、棘波、尖-慢波或棘-慢波等痫样放电。

(5)部分癫痫患者有明显的家族病史。

六、治疗

(一)高血压脑病急性期治疗

主要应降低血压和管理血压,降压药物使用原则应做到迅速、适度、个体化。①发作时应在数分钟至1小时内使血压下降,原有高血压的患者舒张压应降至14.7 kPa(110 mmHg)以下,原血压正常者舒张压应降至10.7 kPa(80 mmHg)以下,维持1~2周,以利脑血管自动调节功能的恢复。②根据患者病情及心肾功能情况选用降压药物,以作用快、有可逆性、无中枢抑制作用、毒性小为原则。③在用药过程中,严密观察血压变化,避免降压过快过猛,以防血压骤降而出现休克,导致心脑肾等重要靶器官缺血或功能障碍如失明、昏迷、心绞痛、心肌梗死、脑梗死或肾小管坏死等。④血压降至一定程度时,若无明显神经功能改善甚至加重或出现新的神经症状,应考虑是否有脑缺血的可能,可将血压适当提高。⑤老年人个体差异大,血压易波动,故降压药应从小剂量开始,渐加大剂量,使血压缓慢下降。⑥注意血压、意识状态、尿量及尿素氮的变化,如降压后出现意识障碍加重,尿少,尿素氮升高,提示降压不当,应加以调整。⑦一般首选静脉给药,待血压降至适当水平后保持恒定2~3天,再逐渐改为口服以巩固疗效。

1.降压药物

(1)硝普钠:能扩张周围血管、降低外周血管阻力而使血压下降,能减轻心脏前负荷,不增加心率和心排血量;作用快而失效亦快,应在血压监护下使用。硝普钠 50 mg,加入 5％葡萄糖注射液 500 mL 中静脉滴注,滴速为 1 mL/min(开始每分钟按体重 0.5 μg/kg,根据治疗反应以每分钟 0.5 μg/kg 递增,逐渐调整剂量,常用剂量为每分钟按体重 3 μg/kg,极量为每分钟按体重10 μg/kg),每 2～3 分钟测血压1次,根据血压值调整滴速使血压维持在理想水平;本药很不稳定,必须新鲜配制,应在 12 小时内使用。

(2)硝酸甘油:5～10 mg 加入 5％葡萄糖注射液 250～500 mL 中静脉滴注,开始 10 μg/min,每 5 分钟可增加 5～10 μg,根据血压值调整滴速。硝酸甘油作用迅速,且不良反应小,适于合并有冠心病、心肌供血不足和心功能不全的患者使用。以上两药因降压迅猛,静脉滴注过程亦应使用血压监护仪,时刻监测血压,以防血压过度下降。

(3)利血平:通过耗竭交感神经末梢儿茶酚胺的贮藏、降低周围血管阻力、扩张血管而起到降血压作用,该药使用较安全,不必经常监测血压,但药量个体差异较大,从 250～500 mg 或更大剂量开始,而且起效较缓慢、降压力量较弱,不作为首选,可用于快速降压后维持用药。

(4)硫酸镁:有镇静、止痉及解除血管痉挛而降压的作用,可用于各种原因所致的高血压脑病,一般为妊娠高血压综合征所致子痫的首选药物。25％硫酸镁注射液 10 mL 肌内注射,必要时可每天2～3 次;或以 25％硫酸镁注射液溶于 500 mL 液体中静脉滴注。但应注意硫酸镁使用过量会出现呼吸抑制,一旦出现立即用 10％葡萄糖酸钙注射液 10～20 mL 缓慢静脉注射以对抗。

(5)卡托普利:12.5 mg 舌下含服,无效 0.5 小时后可重复 1～2 次,有一定的降压效果。

(6)尼莫地平:针剂 50 mL 通过静脉输液泵以每小时 5～10 mL 的速度输入,较安全,个别患者使用降压迅速,输入过程亦应使用血压监护仪,根据血压调整输入速度,以防血压过度下降。

2.降低颅内压

要选降低颅内压快的药物。

(1)20％甘露醇:125～250 mL 快速静脉滴注,每 4～6 小时1次,心肾功能不全者慎用,使用期间密切监测肾功能变化,注意监测水、电解质变化。

(2)甘油果糖:250 mL,每天 1～2 次,滴速不宜过快,以免发生溶血反应,心肾功能不全者慎用或禁用,其降颅内压持续时间比甘露醇约长 2 小时,并无反跳现象,更适用于慢性高颅内压、肾功能不全或需要较长时间脱水的患者;使用期间需密切监测血常规变化。

（3）呋塞米：20～40 mg，肌内注射或缓慢静脉滴注，1～1.5 小时后视情况可重复给药。

3.控制抽搐

首选地西泮注射液，一般用量为 10 mg，缓慢静脉注射，速度应＜2 mg/min，如无效可于5 分钟后使用同一剂量再次静脉注射；或氯硝西泮，成人剂量为 1～2 mg，缓慢静脉注射，或用氯硝西泮4～6 mg加入0.9％氯化钠注射液 48 mL 通过静脉输液泵输入（每小时 4～6 mL），可根据抽搐控制情况调整泵入速度；或苯巴比妥0.1～0.2 g，肌内注射，以后每 6～8 小时重复注射 0.1 g；或 10％水合氯醛30～40 mL，保留灌肠。用药过程应严密观察呼吸等情况。待控制发作后可改用丙戊酸钠或卡马西平等口服，维持 2～3 个月以防复发。

4.改善脑循环和神经营养

由于脑水肿与脑缺血，故在高血压脑病急性期治疗后，可给予改善脑循环和神经营养的药物，如神经细胞活化剂脑活素、胞磷胆碱等。

5.病因治疗

积极对高血压脑病的原发病进行治疗，对于高血压脑病的控制及恢复尤显重要。

（二）高血压脑病恢复期治疗

血压控制至理想水平后，可改口服降压剂以巩固治疗，积极防治水电解质及酸碱平衡失调；对有心力衰竭、癫痫、肾炎等病症时，应进行相应处理。

七、预后与预防

（一）预后

与以下因素有关。

1.病因

高血压脑病的预后视致病的原因而定，病因成为影响高血压脑病预后的重要因素。因而积极治疗原发病是本病治疗的关键。

2.复发

高血压脑病复发频繁者预后不良，如不及时处理，则会演变成急性脑血管疾病，甚至死亡。

3.治疗

高血压脑病的治疗重在早期及时治疗，预后一般较好，若耽误治疗时间，则预后不良。发作时病情凶险,但若能得到及时的降压治疗,预后一般较好。

4.并发症

高血压脑病若无并发症则预后较好,若并发脑出血或脑梗死则加重脑部损伤;合并高血压危象,可造成全身多脏器损害,更加重病情,预后不良。

5.降压

血压控制情况直接影响高血压脑病的预后,若降压效果不好,可使脑功能继续受到损伤;若血压降得太低,又可造成脑缺血性损伤,更加重脑损伤。

(二)预防

本病可发生于各种原因导致的动脉性高血压患者,成人舒张压＞18.7 kPa(140 mmHg),儿童、孕妇或产妇血压＞24.0/16.0 kPa(180/120 mmHg),可导致发病。新近发病或急速发病的高血压患者可在血压相对较低的水平发生本病,如儿童急性肾小球肾炎或子痫患者血压在21.3/13.3 kPa(160/100 mmHg)左右即可发生。高血压脑病起病急、病死率高,故对其预防显得尤为重要。

(1)控制高血压:积极治疗各种原因导致的动脉性高血压患者,使血压控制在正常水平。

(2)控制体重:所有高血压肥胖者,减轻体重可使血压平均下降约15%。强调低热量饮食必须与鼓励体育活动紧密结合,并持之以恒。

(3)饮食方面:限制食盐量,食盐日摄入量控制在 5 g 左右,并提高钾摄入,有助于轻、中度高血压患者血压降低;限制富含胆固醇的食物,以防动脉粥样硬化的发生和发展;避免服用单胺氧化酶抑制剂或进食含酪胺的食物,以防诱发高血压脑病。

(4)增强体质:经常坚持适度体力活动可预防和控制高血压。

(5)积极治疗和控制各种容易引起高血压脑病的诱因。

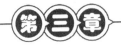

呼吸内科疾病

第一节　支气管扩张

支气管扩张是支气管慢性异常扩张的疾病,直径>2 mm中等大小近端支气管及其周围组织慢性炎症及支气管阻塞,引起支气管组织结构较严重的病理性破坏所致。儿童及青少年多见,常继发于麻疹、百日咳后的支气管炎,迁延不愈的支气管肺炎等。主要症状为慢性咳嗽、咳大量脓痰和/或反复咯血。

一、病因和发病机制

(一)支气管-肺组织感染

婴幼儿时期支气管肺组织感染是支气管扩张最常见的病因。由于婴幼儿支气管较细,且支气管壁发育尚未完善,管壁薄弱,易于阻塞和遭受破坏。反复感染破坏支气管壁各层组织,尤其是肌层组织及弹性组织的破坏,减弱了对管壁的支撑作用。支气管炎使支气管黏膜充血、水肿、分泌物堵塞引流不畅,从而加重感染。左下叶支气管细长且位置低,受心脏影响,感染后引流不畅,故发病率高。左舌叶支气管开口与左下叶背段支气管开口相邻,易被左下叶背段感染累及,因此两叶支气管同时扩张亦常见。

支气管内膜结核引起管腔狭窄、阻塞、引流不畅,导致支气管扩张。肺结核纤维组织增生、牵拉收缩,亦导致支气管变形扩张,因肺结核多发于上叶,引流好,痰量不多或无痰,所以称之为"干性"支气管扩张。其他如吸入腐蚀性气体、支气管曲霉菌感染、胸膜粘连等可损伤或牵拉支气管壁,反复继发感染,引起支气管扩张。

(二)支气管阻塞

肿瘤、支气管异物和感染均引起支气管腔内阻塞,支气管周围肿大淋巴结或肿瘤的外压可致支气管阻塞。支气管阻塞导致肺不张,失去肺泡弹性组织缓冲,胸腔负压直接牵拉支气管壁引起支气管扩张。右肺中叶支气管细长,有 3 组淋巴结围绕,因非特异性或结核性淋巴结炎而肿大,从而压迫支气管,引起右肺中叶肺不张和反复感染,又称中叶综合征。

(三)支气管先天性发育障碍和遗传因素

支气管先天发育障碍,如巨大气管-支气管症,可能是先天性结缔组织异常、管壁薄弱所致的扩张。因软骨发育不全或弹性纤维不足,导致局部管壁薄弱或弹性较差所致支气管扩张,常伴有鼻窦炎及内脏转位(右位心),称为卡塔格内综合征。与遗传因素有关的肺囊性纤维化,由于支气管黏液腺分泌大量黏稠液体,分泌物潴留在支气管内引起阻塞、肺不张和反复继发感染,可发生支气管扩张。遗传性 α_1-抗胰蛋白酶缺乏症亦伴有支气管扩张。

(四)全身性疾病

近年来发现类风湿关节炎、克罗恩病、溃疡性结肠炎、系统性红斑狼疮、支气管哮喘和弥漫性泛细支气管炎等疾病可同时伴有支气管扩张。一些不明原因的支气管扩张,其体液和细胞免疫功能有不同程度的异常,提示支气管扩张可能与机体免疫功能失调有关。

二、病理

发生支气管扩张的主要原因是炎症。支气管壁弹力组织、肌层及软骨均遭到破坏,由纤维组织取代,使管腔逐渐扩张。支气管扩张的形状可为柱状或囊状,亦常混合存在呈囊柱状。典型的病理改变为支气管壁全层均有破坏,黏膜表面常有溃疡及急、慢性炎症,纤毛柱状上皮细胞鳞状化生、萎缩,杯状细胞和黏液腺增生,管腔变形、扭曲、扩张,腔内含有多量分泌物。常伴毛细血管扩张,或支气管动脉和肺动脉的终末支扩张与吻合,进而形成血管瘤,血管瘤破裂可出现反复大量咯血。支气管扩张发生反复感染,病变范围扩大蔓延,逐渐发展影响肺通气功能及肺弥散功能,导致肺动脉高压,引起肺心病、右心衰竭。

三、临床表现

本病多起病于小儿或青年,呈慢性经过,多数患者在童年期有麻疹、百日咳或支气管肺炎迁延不愈的病史。早期常无症状,随病情发展可出现典型临床症状。

(一)症状

(1)慢性咳嗽、大量脓痰：与体位改变有关，每天痰量可达 100～400 mL，支气管扩张分泌物潴留，体位变动时分泌物刺激支气管黏膜，引起咳嗽和排痰。痰液静置后分 3 层：上层为泡沫，中层为黏液或脓性黏液，底层为坏死组织沉淀物。合并厌氧菌混合感染时，则痰有臭味，常见病原体为铜绿假单胞菌、金黄色葡萄球菌、流感嗜血杆菌、肺炎链球菌和卡他莫拉菌。

(2)反复咯血：50%～70%的患者有不同程度的咯血史，从痰中带血至大量咯血，咯血量与病情严重程度、病变范围不一定成比例。部分患者以反复咯血为唯一症状，平时无咳嗽、咳脓痰等症状，称为干性支气管扩张，病变多位于引流良好的上叶支气管。

(3)反复肺部感染：特点为同一肺段反复发生肺炎并迁延不愈，此由于扩张的支气管清除分泌物的功能丧失，引流差，易于反复发生感染。

(4)慢性感染中毒症状：反复感染可引起发热、乏力、头痛、食欲减退等，病程较长者可有消瘦、贫血，儿童可影响生长发育。

(二)体征

早期或干性支气管扩张可无异常肺部体征。典型者在下胸部、背部可闻及固定、持久的局限性粗湿啰音，有时可闻及哮鸣音。部分慢性患者伴有杵状指（趾），病程长者可有贫血和营养不良，出现肺炎、肺脓肿、肺气肿、肺心病等并发症时可有相应体征。

四、实验室检查及辅助检查

(一)实验室检查

血白细胞总数与分类一般正常，急性感染时白细胞总数及中性粒细胞比例可增高，贫血患者血红蛋白下降，红细胞沉降率可增快。

(二)X 线检查

早期轻症患者胸部平片可无特殊发现，典型 X 线表现为一侧或双侧下肺纹理增粗紊乱，其中有多个不规则的透亮阴影，或沿支气管分布的蜂窝状、卷发状阴影，急性感染时阴影内可出现小液平面。柱状支气管扩张的 X 线表现是"轨道征"，为增厚的支气管壁影。胸部 CT 显示支气管管壁增厚的柱状扩张，并延伸至肺周边，或成串、成簇的囊状改变，可含气液平面。支气管造影可确诊此病，并明确支气管扩张的部位、形态、范围和病变严重程度，为手术治疗提供资料。高分辨 CT 较常规 CT 具有更高的空间和密度分辨力,能够显示以次级肺小叶为基本单位的肺内细微结构,已基本取代支气管造影(图 3-1)。

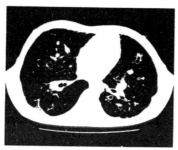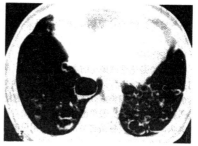

图 3-1 胸部 CT

(三)支气管镜检

可发现出血、扩张或阻塞部位及原因,可进行局部灌洗、清除阻塞,局部止血,取灌洗液行细菌学、细胞学检查,有助于诊断、鉴别诊断与治疗。

五、诊断

根据慢性咳嗽、咳大量脓痰、反复咯血和肺同一肺段反复感染等病史,查体于下胸部及背部可闻及固定而持久的粗湿啰音、结合童年期有诱发支气管扩张的呼吸道感染病史,X 线显示局部肺纹理增粗、紊乱或呈蜂窝状、卷发状阴影,可做出初步临床诊断,支气管造影或高分辨 CT 可明确诊断。

六、鉴别诊断

(一)慢性支气管炎

多发生于中老年吸烟者,于气候多变的冬春季节咳嗽、咳痰明显,多为白色黏液痰,感染急性发作时出现脓性痰,反复咯血症状不多见,两肺底散在的干湿啰音,咳嗽后可消失。胸部 X 线片肺纹理紊乱,或有肺气肿改变。

(二)肺脓肿

起病急,全身中毒症状重,有高热、咳嗽、大量脓臭痰,X 线检查可见局部浓密炎症阴影,其中有空洞伴气液平面,有效抗生素治疗炎症可完全吸收。慢性肺脓肿则以往有急性肺脓肿的病史。支气管扩张和肺脓肿可以并存。

(三)肺结核

常有低热、盗汗、乏力等结核中毒症状,干、湿性啰音多位于上肺部,胸部 X 线片和痰结核分枝杆菌检查可做出诊断。结核可合并支气管扩张,部位多见于双肺上叶及下叶背段支气管。

(四)先天性肺囊肿

先天性肺囊肿是一种先天性疾病,无感染时可无症状,X 线检查可见多个薄壁的圆形或椭圆形阴影,边界纤细,周围肺组织无炎症浸润,胸部 CT 检查和支气管造影有助于诊断。

(五)弥漫性泛细支气管炎

慢性咳嗽、咳痰,活动时呼吸困难,合并慢性鼻窦炎,胸部 X 线片与胸部 CT 有弥漫分布的边界不太清楚的小结节影。类风湿因子、抗核抗体、冷凝集试验可呈阳性,需病理学确诊。大环内酯类的抗生素治疗两个月以上有效。

七、治疗

支气管扩张的治疗原则是防治呼吸道反复感染,保持呼吸道引流通畅,必要时手术治疗。

(一)控制感染

控制感染是急性感染期的主要治疗措施。应根据病情参考细菌培养及药物敏感试验结果选用抗菌药物。轻者可选用氨苄西林或阿莫西林 0.5 g,一天 4 次,或用第一、二代头孢菌素;也可用氟喹诺酮类或磺胺类药物。重症患者需静脉联合用药,如三代头孢菌素加氨基糖苷类药物有协同作用。假单胞菌属细菌感染者可选用头孢他啶、头孢吡肟和亚胺培南等。若痰有臭味,多伴有厌氧菌感染,则可加用甲硝唑 0.5 g 静脉滴注,一天 2~3 次;或替硝唑 0.4~0.8 g 静脉滴注,一天 2 次。其他抗菌药物如大环内酯类、四环素类可酌情应用。经治疗后如体温正常,脓痰明显减少,则 1 周左右考虑停药。缓解期不必常规使用抗菌药物,应适当锻炼,增强体质。

(二)清除痰液

清除痰液是控制感染和减轻全身中毒症状的关键。

(1)祛痰剂:口服氯化铵 0.3~0.6 g,或溴己新 8~16 mg,每天 3 次。

(2)支气管舒张剂:由于支气管痉挛,部分患者痰液排出困难,在无咳血的情况下,可口服氨茶碱 0.1~0.2 g,一天 3~4 次或其他缓解气道痉挛的药物,也可加用 β₂-受体激动剂或异丙托溴铵吸入。

(3)体位引流:体位引流是根据病变部位采取不同的体位,原则上使患处处于高位,引流支气管的开口朝下,以利于痰液排入大气道咳出,对于痰量多、不易咳出者更重要。每天 2～4 次,每次 15～30 分钟。引流前可行雾化吸入,体位引流时轻拍病变部位以提高引流效果。

(4)纤维支气管镜吸痰:若体位引流痰液难以排出,可行纤维支气管镜吸痰,清除阻塞。可用生理盐水冲洗稀释痰液,并局部应用抗生素治疗,效果明显。

(三)咯血的处理

大咯血最重要的环节是防止窒息。若经内科治疗未能控制,可行支气管动脉造影,对出血的小动脉定位后注入明胶海绵或聚乙烯醇栓,或导入钢圈进行栓塞止血。

(四)手术治疗

适用于心肺功能良好,反复呼吸道感染或大咯血内科治疗无效,病变范围局限于一叶或一侧肺组织者。危及生命的大咯血,明确出血部位时部分病患需急诊手术。

八、预防及预后

积极防治婴幼儿麻疹、百日咳、支气管肺炎及肺结核等慢性呼吸道疾病,增强机体免疫及抗病能力,防止异物及尘埃误吸,预防呼吸道感染。

病变较轻者及病灶局限内科治疗无效手术切除者预后好;病灶广泛,后期并发肺心病者预后差。

第二节　支气管哮喘

支气管哮喘是由嗜酸性粒细胞、肥大细胞和 T 淋巴细胞等多种炎症细胞参与的气道慢性炎症。这种炎症使易感者产生气道高反应性和气道缩窄。临床上表现为发作性的带有哮鸣音的呼气性呼吸困难、胸闷或咳嗽。本病可发生于任何年龄,但半数以上在 12 岁前发病。约 40% 的患者有家族史。

一、病因和发病机制

(一)病因

哮喘的病因目前还不十分清楚,大多认为与多基因遗传及环境因素有关。

1.遗传因素

许多调查资料表明,哮喘患者亲属发病率高于群体发病率,亲缘关系越近发病率越高。一些学者认为气道高反应性、IgE调节和特异性反应相关的基因在哮喘发病中起着重要作用。

2.激发因素

尘螨、花粉、真菌、动物毛屑、二氧化硫、氨气等特异和非特异吸入物,细菌、病毒、支原体等的感染,食用鱼虾、鸡蛋、奶制品等异种蛋白,阿司匹林、青霉素等药物,气候变化、运动、妇女的月经期、妊娠等都可能是哮喘的激发因素。

(二)发病机制

哮喘的发病机制目前仍不完全清楚,多数人认为哮喘与变态反应、气道炎症、气道反应性增高及神经等因素相互作用有关。

1.变态反应

当有过敏体质的人接触到某种变应原后,可刺激机体通过T淋巴细胞的传递,由B淋巴细胞合成特异性IgE,后者结合于肥大细胞和嗜碱性粒细胞上,当变应原再次进入体内,抗原抗体相结合,使该细胞合成并释放多种活性物质如组胺、缓激肽、嗜酸性粒细胞趋化因子、慢反应物质等,导致支气管平滑肌收缩、黏液分泌增加、血管通透性增高和炎细胞浸润等。

接触变应原后立即发生哮喘称之为速发型哮喘。而更常见的是接触变应原后数小时乃至数十小时后发作的哮喘,称为迟发型哮喘。现在认为迟发型哮喘是由于多种炎症细胞相互作用,许多介质和细胞因子参与的一种慢性炎症反应。

2.气道炎症

目前认为哮喘与气道的慢性炎症有密切的关系,气道内多种炎症细胞如肥大细胞、嗜酸性粒细胞、巨噬细胞、中性粒细胞等浸润、聚集和相互作用,分泌出大量炎症介质和细胞因子,如白三烯(LT)、前列腺素(PG)、血小板活化因子(PAF)、血栓素(TX)等,引起气道反应性增高,气道收缩,腺体分泌增加,微血管通透性增加。

3.气道高反应性(AHR)

表现为气道对物理、化学、生物等各种刺激因子出现过强、过早的收缩反应,是哮喘发生发展的一个重要因素。目前普遍认为气道炎症是导致气道高反应性的重要原因,当气道受到变应原或其他刺激后,由于多种炎症细胞、炎症介质和细胞因子的参与,气道上皮和上皮内神经的损害均可导致气道高反应性。

4.神经因素

支气管受自主神经支配,除了胆碱能神经、肾上腺素能神经,目前研究还有非肾上腺素能非胆碱能(NANC)神经。β-肾上腺素受体功能低下和迷走神经功能亢进可导致支气管哮喘。NANC能释放舒张支气管平滑肌的神经介质如血管活性肠肽(VIP)、一氧化氮(NO)及收缩支气管平滑肌的介质如P物质、神经激肽,两者平衡失调,则可引起支气管平滑肌收缩。

二、病理

肺膨胀,支气管及细支气管内有大量黏稠痰液及黏液栓。组织学检查见支气管平滑肌肥厚、黏膜及黏膜下血管增生、血管扩张和微血管渗漏、黏膜水肿、上皮脱落、基底膜显著增厚,支气管壁有嗜酸性粒细胞、中性粒细胞和淋巴细胞浸润。

三、临床表现

(一)症状

发作性的伴有哮鸣音的呼气性呼吸困难或发作性胸闷和咳嗽,有时咳嗽可为唯一的症状(咳嗽变异性哮喘)。严重者被迫采取端坐位,口唇发绀,大汗淋漓。发作持续数小时至数天,可自行缓解或用支气管舒张药缓解。在夜间及凌晨发作和加重是哮喘的特征之一。缓解期无任何症状或异常体征。

(二)体征

哮喘发作时,患者胸廓饱满呈吸气状态,呼吸动度减弱,两肺有广泛哮鸣音。但在严重哮喘时,也可听不到哮鸣音。在严重哮喘时还可出现奇脉、胸腹反常运动、发绀等。

四、并发症

哮喘发作时可并发气胸、纵隔气肿等。长期反复发作和感染易并发慢性支气管炎、肺气肿、肺心病。

五、实验室及其他辅助检查

血液检查嗜酸性粒细胞增高,合并感染时,白细胞总数及中性粒细胞增多。

(一)痰液检查

痰液中可见较多嗜酸性粒细胞,还可见到夏科雷登结晶及库什曼螺旋体。如合并呼吸道感染痰涂片镜检,细菌培养及药敏试验有助于指导治疗。

(二)胸部 X 线检查

哮喘发作时,两肺透光度增强,肋间隙增宽,膈平坦。缓解期可无异常。如合并感染可有肺纹理增强或炎性浸润阴影。同时要注意肺不张、气胸或纵隔气肿等并发症的存在。

(三)肺功能检查

哮喘发作时呼气流速各项指标均显著下降:深吸气后做最大呼气,第 1 秒钟用力呼气量(FEV$_1$)、第 1 秒钟用力呼气量占用力肺活量比值(FEV$_1$/FVC%)、最大呼气中期流速(MMER)、25% 与 50% 肺活量时的最大呼气流量(MEF$_{25\%}$ 与 MEF$_{50\%}$)以及呼气流量峰值(PEF)均减少。在缓解期或使用支气管扩张剂后上述指标可好转。

(四)血气分析

哮喘发作时,若有缺氧可有 PaO$_2$ 降低,由于过度通气可使 PaCO$_2$ 下降,pH 上升,表现呼吸性碱中毒。重症哮喘时,气道阻塞严重,可使 CO$_2$ 潴留,PaCO$_2$ 上升,表现呼吸性酸中毒。若缺氧明显,可合并代谢性酸中毒。

(五)特异性变应原检测

可用放射性变应原吸附试验(RAST)测定特异性 IgE,过敏性哮喘患者血清 IgE 可较正常人高 2~6 倍。在缓解期用来判断变应原,但应防止发生变态反应。也可做皮肤变应原测试,需根据病史和当地生活环境选择可疑的变应原通过皮肤点刺等方法进行,皮试阳性提示患者对该变态反应过敏。

六、诊断

(一)诊断标准

(1)反复发作性喘息、呼吸困难、胸闷或咳嗽,多与接触变应原、冷空气、物理、化学性刺激、病毒性上呼吸道感染、运动有关。

(2)发作时在双肺可闻及散在或弥漫性以呼气相为主的哮鸣音,呼气相延长。

(3)上述症状可经治疗缓解或自行缓解。

(4)除外其他疾病引起的喘息、胸闷、咳嗽,如慢性支气管炎、阻塞性肺气肿、支气管扩张、肺间质纤维化、急性左心衰竭等。

(5)症状不典型者(如无明显喘息或体征)至少以下一项试验阳性:支气管舒张试验阳性(FEV$_1$ 增加 15% 以上);支气管激发试验或运动试验阳性;PEF 日内

变异率或昼夜波动率≥20%。

符合(1)～(4)条或(4)、(5)条者,即可诊断为支气管哮喘。

(二)哮喘控制水平评估

为了指导临床治疗,世界各国哮喘防治专家共同起草,并不断更新了全球哮喘防治创议(global initiative for asthma,GINA)。2006 版 GINA 建议根据哮喘的临床控制情况对其严重程度进行分级(表 3-1,表 3-2)。

表 3-1　哮喘控制水平分级

临床特征	控制 (满足以下所有表现)	部分控制 (任意 1 周出现以下 1 种表现)	未控制
白天症状	无(或≤2 次/周)	>2 次/周	任意 1 周出现部分控制表现≥3 项
活动受限	无	任何 1 次	
夜间症状和/或憋醒	无	任何 1 次	
需接受缓解药物治疗和/或急救治疗	无(或≤2 次/周)	>2 次/周	
肺功能(PEE 和 FEV_1)	正常	<80%预计值或个人最佳值(若已知)	
急性加重	没有	≥1 次/年	任意 1 周出现 1 次

表 3-2　哮喘发作严重程度的评价

临床特点	轻度	中度	重度	危重
气短	步行、上楼时	稍事活动	休息时	
体位	可平卧	多为坐位	端坐呼吸	
讲话方式	连续成句	常有中断	单字	不能讲话
精神状态	尚安静	时有焦虑或烦躁	常焦虑、烦躁	意识障碍
出汗	无	有	大汗淋漓	
呼吸频率	轻度增加	增加	常>30 次/分	
三凹征	无	可有	常有	胸腹矛盾运动
哮鸣音	散在	弥漫	弥漫	可无
脉率	<100 次/分	100～120 次/分	>120 次/分	缓慢
奇脉	无	可有	常有	

续表

临床特点	轻度	中度	重度	危重
使用 β_2-肾上腺素受体激动剂后 PEF 占正常预计或本人平素最高值%	＞80%	60%～80%	＜60%	
PaO_2	正常	8.0～10.7 kPa	＜8.0 kPa	
$PaCO_2$	＜6.0 kPa	≤6.0 kPa	＞6.0 kPa	
SaO_2	＞95%	91%～95%	≤90%	
pH			降低	

推荐用于哮喘临床控制水平评估的工具包括哮喘控制测试、哮喘控制问卷、哮喘疗效评估问卷和哮喘控制记分系统。这些工具有助于改善哮喘的控制,逐周或逐月提供可重复的客观指标,改善医护人员和患者之间的交流与沟通。

七、鉴别诊断

(一)心源性哮喘

心源性哮喘常见于左心衰竭,发作时的症状与哮喘相似,但心源性哮喘常有高血压、冠心病、风心病等病史,常有阵发性咳嗽、咳大量粉红色泡沫痰,两肺布满湿啰音及哮鸣音,心界扩大,心尖部可闻及奔马律,胸部 X 线检查可见心脏增大,肺淤血征。

(二)慢性喘息型支气管炎

现认为为慢性支气管炎合并哮喘,多见于老年人,有慢性咳嗽、咳痰病史,多于冬季加重,两肺可闻及湿啰音。

(三)支气管肺癌

中央型肺癌导致支气管狭窄或伴有感染或有类癌综合征时,可出现喘鸣或类似哮喘样呼吸困难,肺部可闻及哮鸣音。但肺癌常有咯血,呼吸困难及哮鸣症状常进行性加重,用支气管扩张剂效果差。胸部X线、CT 或纤维支气管镜检查有助于诊断。

(四)变态反应性肺浸润

致病原因为寄生虫、原虫、花粉、化学药品、职业粉尘等,多有接触史,症状轻,多有发热,胸部 X 线表现为多发的此起彼伏的淡片状浸润阴影,可自行消失或再发。

八、治疗

哮喘的防治原则是消除病因、控制发作、防止复发。根据病情,因人而异采取相应综合措施。

(一)去除病因

尽量避免或消除引起哮喘发作的各种诱发因素。

(二)药物治疗

治疗哮喘的药物主要分两类:支气管舒张药和抗炎药。

1. 支气管舒张药

(1)β_2-肾上腺素受体激动剂(简称 β_2-受体激动剂):为目前常用的支气管扩张剂,主要是通过激动呼吸道的 β_2-受体,激活腺苷酸环化酶,使细胞内环磷酸腺苷(cAMP)含量增高,从而松弛支气管平滑肌。常用药物:沙丁胺醇、特布他林、非诺特罗等,属短效 β_2-受体激动剂,作用时间为 4~6 小时。新一代长效 β_2-受体激动剂如福莫特罗、丙卡特罗、沙美特罗、班布特罗等,作用时间达 12~24 小时。

β_2-受体激动剂的用药方法可采用吸入、口服或静脉注射。首选吸入法,因药物吸入气道直接作用于呼吸道,局部浓度高且作用迅速,全身不良反应少。使用方法为沙丁胺醇或特布他林气雾剂,每天 3~4 次,每次 1~2 喷,长效 β_2-受体激动剂如福莫特罗 4.5 μg,每天 2 次,每次 1 喷。沙丁胺醇或特布他林一般口服用法为 2.4~2.5 mg,每天 3 次。注射用药多用于重症哮喘。

(2)茶碱类:也是临床常用的平喘药物之一。除了抑制磷酸二酯酶,提高平滑肌细胞内的 cAMP 浓度外,还具有拮抗腺苷受体、刺激肾上腺分泌肾上腺素、增强呼吸肌收缩、增强气道纤毛消除功能和抗炎作用。

轻度哮喘可口服给药,氨茶碱每次 0.1~0.2 g,每天 3 次,茶碱控释片 200~600 mg/d。中度以上哮喘静脉给药,静脉注射首次剂量 4~6 mg/kg,缓慢注射,静脉滴注维持量为 0.8~1.0 mg/kg,每天总量不超过 1.0 g。也可选用喘定 0.25 g 肌内注射,或 0.5~1.0 g 加入 5% 葡萄糖注射液静脉滴注。

氨茶碱的不良反应有胃肠道症状(恶心、呕吐),心血管反应(心动过速、心律失常、血压下降),严重者可引起抽搐甚至死亡。故老年人、妊娠、有心、肝、肾功能障碍、甲亢患者应慎用,合用西咪替丁、大环内酯类、喹诺酮类等药物可影响茶碱代谢而使其排泄减慢,最好进行血药浓度监测。

(3)抗胆碱药:可减少 cGMP 浓度,从而减少活性物质的释放,使支气管平滑肌松弛。由于全身用药不良反应大,现多用吸入抗胆碱药如异丙托溴铵,一次20～80 μg,每天 3～4 次。

2.抗炎药

主要治疗哮喘的气道炎症。

(1)糖皮质激素:由于气道慢性非特异性炎症是哮喘的病理基础,糖皮质激素是治疗哮喘最有效的药物。其作用机制是抑制炎症细胞的迁移和活化;抑制细胞因子的生成;抑制炎症介质的释放;增强平滑肌细胞 $β_2$-受体的反应性,可吸入、口服和静脉使用。

吸入剂是目前推荐长期抗感染治疗哮喘的最常用药,具有用量小、局部高效、不良反应少等优点。目前常用的有倍氯米松、布地奈德、氟替卡松等,根据病情,吸入剂量 200～1 000 μg/d。不良反应为口咽部念珠菌感染、声音嘶哑或呼吸道不适,喷药后用清水漱口可减轻局部反应和胃肠吸收。与长效 $β_2$-受体激动剂合用增加其抗炎作用,减少吸入激素用量。

常用的口服剂有泼尼松和泼尼松龙。用于吸入糖皮质激素无效或需要短期加强的患者。30～40 mg/d,症状缓解后逐渐减量,然后停用或改用吸入剂。

重度及危重哮喘发作应静脉给药,如氢化可的松 100～400 mg/d,或地塞米松 10～30 mg/d,或甲泼尼龙 80～160 mg/d,症状缓解后逐渐减量,然后改为口服或吸入维持。

(2)色苷酸钠:能抑制肥大细胞释放介质,还能直接抑制神经反射性支气管痉挛。主要用于预防哮喘发作,雾化吸入 3.5～7 mg,或干粉吸入 20 mg,每天 3～4 次。

(3)酮替酚:是 H_1 受体拮抗剂,具有抑制肥大细胞和嗜碱性粒细胞释放生物活性物质的作用。对过敏性、运动性哮喘均有效。每次 1 mg,日服 2 次。也可选用新一代 H_1 受体拮抗剂如阿司咪唑、曲尼斯特、氯雷他定等。不良反应可有倦怠、胃肠道反应、嗜睡、眩晕等。

(4)白三烯拮抗剂:白三烯在气道炎症中起重要作用,它不仅能使气道平滑肌收缩,还能促进嗜酸性粒细胞积聚,使黏液分泌增加,气道血浆渗出。白三烯拮抗剂可减少哮喘的发作,减少支气管扩张剂的应用,与糖皮质激素合用具有协同抗炎效应。临床常用的有扎鲁司特 20 mg,每天 2 次,或孟鲁司特 10 mg,每天 1 次。

(三)重度及危重哮喘的处理

哮喘不能控制,进行性加重往往有下列因素存在:如变态反应持续存在、呼吸道感染未能控制、痰栓阻塞气道、酸碱平衡失调和电解质紊乱、并发肺不张或自发性气胸等,应详细分析分别对症处理,同时采取综合治疗措施。

(1)氧疗注意气道湿化。

(2)迅速解除支气管痉挛,静脉滴注氨茶碱、糖皮质激素,雾化吸入 β_2-受体激动剂,也可配合雾化吸入抗胆碱药,口服白三烯拮抗剂。

(3)积极控制感染选用有效抗菌药物。

(4)补液、纠正酸碱失衡及电解质紊乱。

(5)若有并发症如气胸、纵隔气肿、肺不张等,应及时对症处理。

(6)上述措施仍不能纠正缺氧加重时,进行机械通气。

(四)缓解期治疗

制止哮喘发作最好的办法就是预防,因此在缓解期应根据病情程度制订长期控制计划。

(1)间歇性哮喘患者在运动前或暴露于变应原前吸入 β_2-受体激动剂或色苷酸钠,或者用吸入型抗胆碱能药物或短效茶碱作为吸入型短效 β_2-受体激动剂的替代药物。

(2)轻度哮喘患者需长期每天用药。基本的治疗是抗感染治疗。每天定量吸入小剂量糖皮质激素($\leqslant 500\ \mu g/d$),也可加用缓释茶碱或 β_2-受体激动剂。

(3)中度哮喘患者吸入型糖皮质激素量应该每天 $500 \sim 1\ 000\ \mu g$,同时加用缓释茶碱、长效 β_2-受体激动剂。效果不佳时可改为口服糖皮质激素,哮喘控制后改为吸入。

(4)重度哮喘发作患者治疗需要每天使用多种长期预防药物。糖皮质激素每天$>1\ 000\ \mu g$,联合吸入长效口服 β_2-激动剂、茶碱缓释片、白三烯拮抗剂或吸入型抗胆碱药。症状不能控制者加用糖皮质激素片剂。

以上方案为基本原则,还应根据每个地区和个人不同情况制订治疗方案。每 $3 \sim 6$ 个月对病情进行一次评估,然后再根据病情调整治疗方案,或升级或降级治疗。

九、哮喘的教育与管理

实践表明哮喘患者的教育和管理是哮喘防治工作中十分重要的组成部分。通过哮喘教育可以显著地提高哮喘患者对于疾病的认识,更好地配合治疗和预防,提高患者防治依从性,达到减少哮喘发作,维持长期稳定,提高生活质量,并减少医疗经费开支的目的。通过教育使患者了解或掌握以下内容:①相信通过长期、规范的治疗,可以有效地控制哮喘;②了解诱发哮喘的各种因素,结合每位患者的具体情况,找出具体的促(诱)发因素以及避免诱因的方法,如减少变态反应吸入,避免剧烈运动,忌用可以诱发哮喘的药物等;③初步了解哮喘的本质和发病机制;④熟悉哮喘发作先兆表现及相应处理办法;⑤了解峰流速仪的测定和记录方法,并鼓励记录哮喘日记;⑥学会在哮喘发作时进行简单的紧急自我处理办法;⑦初步了解常用的治疗哮喘药物的作用特点、正确用法,并了解各种药物的不良反应及如何减少、避免这些不良反应;⑧正确掌握使用各种定量雾化吸入器的技术;⑨根据病情程度医患双方联合制订出初步治疗方案;⑩认识哮喘加重恶化的征象以及知道此时应采取的相应行动;⑪知道什么情况下应去医院就诊或看急诊;⑫了解心理因素在哮喘发病和治疗中的作用,掌握必要的心理调适技术。

在此基础上采取一切必要措施对患者进行长期系统管理,定期强化有关哮喘规范治疗的内容,提高哮喘患者对哮喘的认识水平和防治哮喘的技能,重点是定量气雾剂吸入技术以及落实环境控制措施,定期评估病情和治疗效果。提高哮喘患者对医护人员的信任度,改善哮喘患者防治疾病的依从性。

根据 2006 版 GINA 指南,成功的哮喘管理目标是:①达到并维持哮喘症状的控制;②保持正常活动,包括运动;③保持肺功能尽可能接近正常水平;④预防哮喘急性发作;⑤避免药物不良反应;⑥预防哮喘导致的死亡。

第三节　急性气管-支气管炎

急性气管-支气管炎是由生物、物理、化学刺激或过敏等因素引起的急性气管-支气管黏膜的急性炎症。多为散发,年老体弱者易感。临床上主要表现为咳嗽、咳痰,一般为自限性,最终痊愈并恢复功能。

一、病因和发病机制

(一)感染

本病常发生于普通感冒或鼻、咽喉及气管、支气管的其他病毒感染之后,常伴有继发性细菌感染。引起急性支气管炎的病毒主要有腺病毒、冠状病毒、副流感病毒、呼吸道合胞病毒和单纯疱疹病毒,常见的细菌有流感嗜血杆菌、肺炎链球菌,支原体和衣原体也可引起急性感染性支气管炎。

(二)理化因素

各种粉尘、强酸、氨、某些挥发性有机溶剂、氯、硫化氢、二氧化硫及吸烟等均可刺激气管-支气管黏膜,引起急性损伤和炎症反应。

(三)变态反应

常见的变应原包括花粉、有机粉尘、真菌孢子、动物皮毛等;寄生虫卵在肺内移行也可以引起气管-支气管急性炎症。

二、病理

早期气管、支气管黏膜充血,之后出现黏膜水肿,黏膜下层白细胞浸润,伴有上皮细胞损伤,腺体肥大增生。

三、临床表现

(一)症状

急性起病。开始时表现为干咳,但数小时或数天后出现少量黏痰,随后出现较多的黏液或黏液脓性痰,明显的脓痰则提示合并细菌感染。部分患者有烧灼样胸骨后痛,咳嗽时加重。患者一般全身症状较轻,可有发热。咳嗽、咳痰一般持续 2～3 周。少数患者病情迁延不愈,可演变成慢性支气管炎。

(二)体征

如无合并症,急性支气管炎几乎无肺部体征,少数患者可能闻及散在干、湿性啰音,部位不固定。持续存在的胸部局部体征则提示支气管肺炎的发生。

四、实验室和其他检查

血液白细胞计数多正常。由细菌感染引起者,则白细胞计数及中性粒细胞百分比增高,红细胞沉降率加快。痰培养可发现致病菌。X 线胸片常有肺纹理增强,也可无异常表现。

五、诊断

通常根据症状和体征,结合血象和 X 线胸片,可做出诊断。痰病毒和细菌检查有助于病因诊断。应注意与流行性感冒、急性上呼吸道感染鉴别。

六、治疗

(一)一般治疗

多休息,发热期间应鼓励患者饮水,一般应达到 3～4 L/d。

(二)对症治疗

1.祛痰镇咳

咳嗽无痰或少痰的患者,可给予右美沙芬、喷托维林等镇咳药。有痰而不易咳出的患者,可选用盐酸氨溴索、溴己新化痰,也可进行雾化吸入。棕色合剂兼有镇咳和化痰两种作用,在临床上较为常用。也可选用中成药镇咳祛痰。

2.退热

发热可用解热镇痛药,如阿司匹林每次口服 0.3～0.6 g,3 次/天,必要时每4 小时1 次。或对乙酰氨基酚每次口服 0.5～1.0 g,3～4 次/天,1 天总量不超过 2 g。

3.抗菌药物治疗

抗生素只在有细菌感染时使用,可首选新大环内酯类或青霉素类,也可选用头孢菌素类或喹诺酮类。如症状持续、复发或病情异常严重时,应根据痰培养及药敏试验选择抗生素。

七、健康指导

增强体质,预防上呼吸道感染。治理空气污染,改善生活环境。

八、预后

绝大部分患者预后良好,少数患者可迁延不愈。

第四节　慢性支气管炎

慢性支气管炎是由于感染或非感染因素引起气管、支气管黏膜及其周围组织的慢性非特异性炎症。临床上以慢性咳嗽、咳痰或气喘为主要症状。疾病不断进展,可并发阻塞性肺气肿、肺源性心脏病,严重影响劳动和健康。

一、病因和发病机制

病因尚未完全清楚,一般认为是多种因素长期相互作用的结果,这些因素可分为外因和内因两个方面。

(一)吸烟

大量研究证明吸烟与慢性支气管炎的发生有密切关系。吸烟时间越长,量越多,患病率也越高。戒烟可使症状减轻或消失,病情缓解,甚至痊愈。

(二)理化因素

包括刺激性烟雾、粉尘、大气污染(如二氧化硫、二氧化氮、氯气、臭氧等)的慢性刺激。这些有害气体的接触者慢性支气管炎患病率远较不接触者为高。

(三)感染因素

感染是慢性支气管炎发生、发展的重要因素,病毒感染以鼻病毒、黏液病毒、腺病毒和呼吸道合胞病毒为多见。细菌感染常继发于病毒感染之后,如肺炎链球菌、流感嗜血杆菌等。这些感染因素造成气管、支气管黏膜的损伤和慢性炎症。感染虽与慢性支气管炎的发病有密切关系,但目前尚无足够证据说明为首发病因,只认为是慢性支气管炎的继发感染和加剧病变发展的重要因素。

(四)气候

慢性支气管炎发病及急性加重常见于冬天寒冷季节,尤其是在气候突然变化时。寒冷空气可以刺激腺体,增加黏液分泌,使纤毛运动减弱,黏膜血管收缩,有利于继发感染。

(五)过敏因素

主要与喘息性支气管炎的发生有关。在患者痰液中嗜酸性粒细胞数量与组胺含量都有增高倾向,说明部分患者与过敏因素有关。尘埃、尘螨、细菌、真菌、寄生虫、花粉以及化学气体等,都可以成为过敏因素而致病。

(六)呼吸道局部免疫功能减低及自主神经功能失调

呼吸道局部免疫功能减低及自主神经功能失调为慢性支气管炎发病提供内在的条件。老年人常因呼吸道的免疫功能减退,免疫球蛋白的减少,呼吸道防御功能退化等导致患病率较高。副交感神经反应增高时,微弱刺激即可引起支气管收缩痉挛,分泌物增多,而产生咳嗽、咳痰、气喘等症状。

综上所述,当机体抵抗力减弱时,呼吸道在不同程度易感性的基础上,有一种或多种外因的存在,长期反复作用,可发展成为慢性支气管炎。如长期吸烟损害呼吸道黏膜,加上微生物的反复感染,可发生慢性支气管炎。

二、病理

由于炎症反复发作,引起上皮细胞变性、坏死和鳞状上皮化生,纤毛变短,参差不齐或稀疏脱落。黏液腺泡明显增多,腺管扩张,杯状细胞也明显增生。支气管壁各种炎性细胞浸润、充血、水肿和纤维增生。支气管黏膜发生溃疡,肉芽组织增生,严重者支气管平滑肌和弹性纤维也遭破坏以致机化,引起管腔狭窄。

三、临床表现

(一)症状

起病缓慢,病程长,常反复急性发作而逐渐加重。主要表现为慢性咳嗽、咳痰、喘息。开始症状轻微,气候变冷或感冒时,则引起急性发作,这时患者咳嗽、咳痰、喘息等症状加重。

1.咳嗽

主要由支气管黏膜充血、水肿或分泌物积聚于支气管腔内而引起咳嗽。咳嗽严重程度视病情而定,一般晨间和晚间睡前咳嗽较重,有阵咳或排痰,白天则较轻。

2.咳痰

痰液一般为白色黏液或浆液泡沫性,偶可带血。起床后或体位变动可刺激排痰,因此,常以清晨排痰较多。急性发作伴有细菌感染时,则变为黏液脓性,咳嗽和痰量也随之增加。

3.喘息或气急

喘息性慢性支气管炎可有喘息,常伴有哮鸣音。早期无气急。反复发作数年,并发阻塞性肺气肿时,可伴有轻重程度不等的气急,严重时生活难以自理。

(二)体征

早期可无任何异常体征。急性发作期可有散在的干、湿性啰音,多在背部及肺底部,咳嗽后可减少或消失。喘息型可听到哮鸣音及呼气延长,而且不易完全消失。并发肺气肿时有肺气肿体征。

四、实验室和其他检查

(一)X 线检查

早期可无异常。病变反复发作,可见两肺纹理增粗、紊乱,呈网状或条索状、斑点状阴影,以下肺野较明显。

(二)呼吸功能检查

早期常无异常。如有小呼吸道阻塞时,最大呼气流速-容积曲线在 75% 和 50% 肺容量时,流量明显降低,它比第 1 秒用力呼气容积更为敏感。发展到呼吸道狭窄或有阻塞时,常有阻塞性通气功能障碍的肺功能表现,如第 1 秒用力呼气量占用力肺活量的比值减少(<70%),最大通气量减少(低于预计值的 80%);

流速-容量曲线减低更为明显。

(三)血液检查

慢支急性发作期或并发肺部感染时,可见白细胞计数及中性粒细胞增多。喘息型者嗜酸性粒细胞可增多。缓解期多无变化。

(四)痰液检查

涂片或培养可见致病菌。涂片中可见大量中性粒细胞,已破坏的杯状细胞,喘息型者常见较多的嗜酸性粒细胞。

五、诊断和鉴别诊断

(一)诊断标准

根据咳嗽、咳痰或伴喘息,每年发病持续 3 个月,连续 2 年或以上,并排除其他引起慢性咳嗽的心、肺疾病,可做出诊断。如每年发病持续不足 3 个月,而有明确的客观检查依据(如 X 线片、呼吸功能等)也可诊断。

(二)分型、分期

1.分型

可分为单纯型和喘息型两型。单纯型的主要表现为咳嗽、咳痰;喘息型者除有咳嗽、咳痰外尚有喘息,伴有哮鸣音,喘鸣在阵咳时加剧,睡眠时明显。

2.分期

按病情进展可分为 3 期。急性发作期是指 1 周之内"咳""痰""喘"等症状任何一项明显加剧,痰量明显增加并出现脓性或黏液脓性痰,或伴有发热等炎症表现。慢性迁延期是指有不同程度的"咳""痰""喘"症状迁延 1 个月以上者。临床缓解期是指经治疗或临床缓解,症状基本消失或偶有轻微咳嗽少量痰液,保持 2 个月以上者。

(三)鉴别诊断

慢性支气管炎需与下列疾病相鉴别。

1.支气管哮喘

常于幼年或青年突然起病,一般无慢性咳嗽、咳痰史,以发作性、呼气性呼吸困难为特征。发作时两肺布满哮鸣音,缓解后可无症状。常有个人或家族过敏性疾病史。喘息型慢性支气管炎多见于中、老年,一般以咳嗽、咳痰伴发喘息及哮鸣音为主要症状,感染控制后症状多可缓解,但肺部可听到哮鸣音。典型病例不难区别,但哮喘并发慢性支气管炎和/或肺气肿则难以区别。

2.咳嗽变异性哮喘

以刺激性咳嗽为特征,常由受到灰尘、油烟、冷空气等刺激而诱发,多有家族史或过敏史。抗生素治疗无效,支气管激发试验阳性。

3.支气管扩张

具有咳嗽、咳痰反复发作的特点,合并感染时有大量脓痰,或反复咯血。肺部以湿啰音为主,可有杵状指(趾)。X 线检查常见下肺纹理粗乱或呈卷发状。支气管造影或 CT 检查可以鉴别。

4.肺结核

多有发热、乏力、盗汗、消瘦等结核中毒症状,咳嗽、咯血等局部症状。经 X 线检查和痰结核分枝杆菌检查可以明确诊断。

5.肺癌

患者年龄常在 40 岁以上,特别是有多年吸烟史,发生刺激性咳嗽,常有反复发生或持续的血痰,或者慢性咳嗽性质发生改变。X 线检查可发现有块状阴影或结节状影或阻塞性肺炎。用抗生素治疗,未能完全消散,应考虑肺癌的可能,痰脱落细胞检查或经纤维支镜活检一般可明确诊断。

6.尘肺

有粉尘等职业接触史。X 线检查肺部可见硅结节,肺门阴影扩大及网状纹理增多,可做出诊断。

六、治疗

在急性发作期和慢性迁延期应以控制感染和祛痰、镇咳为主。伴发喘息时,应予解痉平喘治疗。对临床缓解期宜加强锻炼,增强体质,提高机体抵抗力,预防复发为主。

(一)急性发作期的治疗

1.控制感染

根据致病菌和感染严重程度或药敏试验选择抗生素。轻者可口服,较重患者用肌内注射或静脉滴注抗生素。常用的有喹诺酮类、头孢菌素类、大环内酯类、β-内酰胺类或磺胺类口服,如左氧氟沙星 0.4 g,1 次/天;或罗红霉素 0.3 g,2 次/天;或阿莫西林 2~4 g/d,分 2~4 次口服;或头孢呋辛 1.0 g/d,分 2 次口服;或复方磺胺甲噁唑 2 片,2 次/天。能单独应用窄谱抗生素应尽量避免使用广谱抗生素,以免二重感染或产生耐药菌株。

2.祛痰、镇咳

可改善患者症状,迁延期仍应坚持用药。可选用氯化铵合剂 10 mL,

3 次/天;也可加用溴己新8~16 mg,3 次/天;盐酸氨溴索 30 mg,3 次/天。干咳则可选用镇咳药,如右美沙芬、那可丁等。中成药镇咳也有一定效果。对年老体弱无力咳痰者或痰量较多者,更应以祛痰为主,协助排痰,畅通呼吸道。应避免应用强力镇咳药,如可卡因等,以免抑制中枢,加重呼吸道阻塞和炎症,导致病情恶化。

3.解痉、平喘

主要用于喘息明显的患者,常选用氨茶碱 0.1 g,3 次/天,或用茶碱控释药;也可用特布他林、沙丁胺醇等 β_2-激动药加糖皮质激素吸入。

4.气雾疗法

对于痰液黏稠不易咳出的患者,雾化吸入可稀释气管内的分泌物,有利排痰。目前主要用超声雾化吸入,吸入液中可加入抗生素及痰液稀释药。

(二)缓解期治疗

(1)加强锻炼,增强体质,提高免疫功能,加强个人卫生,注意预防呼吸道感染,如感冒流行季节避免到拥挤的公共场所,出门戴口罩等。

(2)避免各种诱发因素的接触和吸入,如戒烟、脱离接触有害气体的工作岗位等。

(3)反复呼吸道感染者可试用免疫调节药或中医中药治疗,如卡介苗、多糖核酸、胸腺素等。

心内科疾病

第一节 冠状动脉粥样硬化性心脏病

一、概述

冠状动脉粥样硬化性心脏病（coronary atherosclerotic heart disease，CHD）的简称为冠心病，是一种最常见的心脏病。年龄是其重要的发病因素之一，所以是老年人心血管病中常见的致残及死亡原因，其中以冠状动脉粥样硬化最为常见。动脉硬化可导致血管狭窄或阻塞，造成心肌缺血、缺氧或坏死，进而引发的心脏病通常称为"冠心病"，其他如栓塞、炎症、痉挛亦可成为冠状动脉病变的原因。世界卫生组织将冠心病分为无症状性心肌缺血（隐匿型冠心病）、心绞痛、心肌梗死、缺血性心力衰竭（缺血性心肌病）和猝死5种临床类型。年龄是冠心病的独立危险因素，由于老年人群生理和病理生理的特殊性、药物代谢及相互作用的不良反应等，且老年人群基础合并症较多，因此在风险评估和治疗策略选择方面与青壮年有很大的差异。

（一）老龄对心血管系统的影响

1.老龄过程的血管结构及功能变化

增龄是血管病变主要影响因素。随着年龄的增长，大动脉延长、迂曲、血管腔扩大、管壁增厚，动脉壁厚度增加成为动脉硬化的危险因素。健康老年人血管内皮相对完整，但内皮细胞形态不规则，细胞厚度增加，血管平滑肌细胞迁移和/或增生，伴有粒细胞和巨噬细胞异常增多。

血管功能变化主要是扩张性受损，主动脉及分支缓冲功能改变，动脉分支中弹力型血管较肌肉型血管变化更为明显，脉搏波速度增加，表现为收缩压升高、脉压增大、血管壁弹性减低及僵硬度增加。无明显动脉硬化的人群血管僵硬度也会增加,说明僵硬度可能与动脉硬化无关。

血管僵硬度增加不仅与血管结构变化(如胶原增加、弹力蛋白减少、断裂、钙化)有关,还受体液和内皮调节对血管平滑肌张力影响。不同部位的血管床(包括冠状动脉血管床),内皮通透性增加、对乙酰胆碱反应降低、NO 释放减少,从而引起血管收缩。这些变化可见于血压正常且无动脉硬化的老年人,但在有动脉硬化的老年人中更为多见。与单纯老龄血管变化不同,动脉硬化血管僵硬度更高,可见血管局灶性病变、狭窄,最终出现斑块破裂。血管老化与动脉硬化过程中的生物化学变化相似。血管老化是动脉硬化疾病的前驱表现,而动脉硬化可加速血管老化。但两者发生原因不同,许多老龄相关血管变化显著的老年人并不发展成明显的局灶性动脉硬化病变。尽管目前公认,随着年龄的增长,冠心病的发生是难以避免的,然而尸检也发现 90 余岁人群中有 40% 未发现堵塞性冠状动脉疾病。老龄化相关血管变化会影响全身血流动力学改变,总外周血管阻力增加,导致收缩压增加、脉压增大,进一步刺激血管壁变厚、硬化,形成恶性循环。研究显示,脉压增大是发生心血管病事件的独立危险因素。年龄越高,脉压增加幅度越大,其中老年女性更为显著。

在人体的动脉内皮中,平滑肌细胞促炎症表型变化促进了机体老化,而该血管炎症机制又与血管内皮凋亡、免疫系统血管间质重构及代谢改变等相互关联,这一系列复杂的生物学现象称为"血管老化"。血管老化是年龄相关的血管疾病,是某些疾病(如动脉硬化、阿尔茨海默病)的特征。"健康"老年人机体各器官系统也存在细胞因子不平衡状态,循环促炎细胞因子水平也增加,而促炎细胞因子水平与老年人发病率及死亡率密切相关。老龄过程中血管壁可产生促炎微环境,改变循环及内分泌系统(如肾素-血管紧张素-醛固酮系统、免疫系统)间互相调节关系,这种与老化相关促炎机制促进血管炎症发生。目前研究也发现除炎症外,基因、端粒酶、自由基等与老化相关的多种学说还有待进一步研究。

2.老龄过程的心脏结构及功能变化

老龄过程心脏发生一系列重要变化,与增龄伴随出现的心脏病三联症——左心室肥厚、心力衰竭、心房颤动发生率增高关系密切。无明显心血管病的健康老年人随年龄增加(50～90 岁),心脏收缩、舒张功能下降,高龄老年人(≥90 岁)心脏收缩、舒张功能异常可能是发生心力衰竭(HF)的原因之一。由于随年龄增加心肌舒张和顺应性下降,左心室充盈受损,左心室压力-容量关系改变,心室容量轻度增加可导致舒张压明显增加,心室充盈异常,左心房、肺静脉、肺毛细血管压力增加,因此老年人易发肺充血和心力衰竭。60 岁以下"舒张性"心力衰竭发生率<10%,75 岁后可超过 50%。

(二)老年冠心病的临床特点

老年冠心病患者由于其老龄而具有特殊的临床特点。

(1)老年冠心病患者常合并多种疾病,单纯冠心病的患者少见,如合并糖尿病、脑血管疾病等,有些老年患者由于老化,伴有听力下降,反应迟钝,理解力、表达力下降,甚至老年痴呆等症状,常常主诉多种临床症状,似是而非,如全身不舒服、腹痛、疲劳、惶恐或者忧郁,难以辨别,沟通困难,这些症状经常被单纯误解为老化。尤其是合并其他系统肿瘤及需要手术的外科病,在老年人手术风险评估中,冠心病及病变程度、稳定度成为评估的重要内容及要点。

(2)老年患者痛阈增高,对于心肌缺血的反应迟钝,较少表现为"典型的胸痛"。此外还有研究发现:年龄>70 岁的冠心病患者,在心电图出现心肌缺血改变后,出现心绞痛症状的时间是普通患者的 2 倍,因而推迟了他们的就诊时间。

(3)老年人由于其年龄因素,即便没有任何疾病其预期寿命亦有限,患者年龄越大越是如此,因此,家庭成员对于老年患者的治疗相对保守,期望值低,对介入治疗或冠状动脉旁路移植等有创治疗手段普遍接受程度较低。

正因如此,老年冠心病患者常常出现诊治延迟的情况,全球急性冠状动脉事件注册研究显示:症状不典型的患者接受恰当的药物治疗和/或介入治疗的可能性更小,并且再住院率和死亡风险更高。有研究显示年龄>65 岁的急性心肌梗死患者中,超过 2/3 的患者不能在发病 6 小时内到达急诊室。

二、急性心肌梗死

急性心肌梗死(acute myocardial infarction,AMI)是在冠状动脉病变的基础上,发生冠状动脉血流供给急剧减少或中断,对应心肌严重而持久地急性缺血导致心肌坏死的疾病。临床表现有持久的胸骨后剧烈疼痛、发热、血白细胞计数和血清心肌坏死标记物增高以及心电图进行性改变;可发生心律失常、休克或心力衰竭,属冠心病的严重类型。AMI 的常见诱因有过度疲劳、情绪激动、饱餐、睡眠差或用力排便等。

(一)临床症状

老年人 AMI 的临床表现及体征往往不典型或不明显,有些以上腹部不适、恶心、呕吐、食欲差等消化道症状为突出表现,严重患者甚至以意识丧失、休克或急性左心衰竭为首发症状。

1.疼痛

部位仍以心前区为主,但疼痛程度、性质、持续时间有的可能较短,而有的可持续 1~2 小时甚至迁延数天,其间往往有间歇性发作。具有心肌梗死典型症状的患者死亡率较低,可能与其及时就诊有关。

2.消化道症状

以消化道症状为主要表现者约占 30%,突出表现为上腹痛、恶心、呕吐,少数出现肠麻痹、消化道出血,甚至出现上腹部饥饿样疼痛,容易误诊为急腹症,可能是心肌膈面心肌梗死后刺激膈神经而出现牵涉痛,此类型在老年患者中并不少见。

3.充血性心力衰竭

以心力衰竭为首发症状的患者约占 20%,而＞70 岁老年人以心力衰竭为主要表现的可达 74%。除非有明显的病因,老年人突然发作的严重呼吸困难,似哮喘样发作,均应考虑心肌梗死的征兆。反复出现端坐呼吸或夜间阵发性呼吸困难,有可能是 AMI 的唯一表现。以上述症状为首发症状的患者,其死亡率明显增加。

4.休克

休克型 AMI 往往为大面积心肌梗死,乳头肌断裂、室间隔穿孔及心室游离壁破裂所致,此型患者常伴有心律失常发生,易引起各种急性脑缺血症状,出现晕厥或一过性意识丧失、短暂昏迷、抽搐等,亦可发展为脑卒中。

5.脑循环障碍

以脑循环障碍为首发症状的患者占无痛性心肌梗死发病的 13.2%~23%,老年患者可达 40%。其中脑卒中的发生率可达 24%,脑部症状与心脏症状可同时或先后出现,两者并存者其预后更差,病死率可达 23.8%。

6.心脏性猝死

老年 AMI 患者中约有 8%出现猝死,有报道其比例更高。应引起注意的是,在看起来完全健康的老年人突发冠状动脉阻塞时引发的猝死并非少见,可能是突发致死性心律失常或心脏破裂等。

(二)诊断和鉴别诊断

1.诊断

老年人特别是高龄老年人心肌梗死的临床诊断有一定的困难,同成年人一样凭借典型的临床表现、心电图的变化、心肌酶谱的动态变化,是能做出正确诊断的。但高龄老年人其临床症状极不典型,且有时老人和家属均不能描述确切的发病时间,心肌酶谱难以提供符合心肌梗死诊断的变化。老年人心肌梗死范围小,更易发生急性非 ST 段抬高型心肌梗死(NSTEMI),这使其心电图变化亦不典型(也因老年人和家属不能及时发现和就诊所致)。通常将三者综合分析后做出诊断,症状不典型者密切观察早期心电图和心肌酶的动态变化,心电图不典型者应重视心肌酶变化和临床表现,老年人 AMI 的肌酸磷酸激酶(CPK)峰值低,更应强调 CPK-MB 在 CPK 中所占的比例,若 CPK 正常时,CPK-MB>8% 时,应结合临床和心电图考虑诊断为 AMI。如测定肌钙蛋白 I(cTnI)和/或 hs-cTnI 连续动态监测更为准确,易于做出诊断。

2.鉴别诊断

因老年人多病共存的特点,在做出 AMI 的诊断时,还应与急性肺动脉栓塞、主动脉夹层分离、急腹症、食管裂孔疝等老年人常见疾病相鉴别。

(三)治疗

1.一般治疗

老年患者 AMI 一旦诊断明确,应即刻进入监护病房,更应注重特别护理。在早期均应吸氧,使氧饱和度>90%,加速氧气向缺氧心肌的弥散。镇痛镇静治疗十分必要,老年患者可选用哌替啶 25~50 mg 静脉注射,必要时 1~2 小时后重复使用,亦可应用苯二氮䓬类药物镇静治疗。发病第一周须绝对卧床休息,定时翻身,注意按摩肢体,预防静脉血栓形成,进食要清淡,保持大便通畅。第 2 周可在床上做四肢活动,自己翻身,第 3~4 周可下床进食,床旁大小便。

2.再灌注疗法

再灌注疗法是一种积极的治疗措施,可直接改善冠状动脉供血、挽救濒死心肌、缩小梗死范围,有利于梗死后心肌重构。

溶栓疗法:大规模的临床试验已证实溶栓治疗是行之有效的再灌注方法,但由于受老年患者存在共病、病情危重、心电图及临床症状不典型、就诊时间晚等条件限制,加之老年人溶栓致颅内出血的危险增加,致使老年 AMI 患者应用溶栓药物比例减少。因此以往的心肌梗死指南中,年龄>75 岁为溶栓禁忌。而后于 19 世纪 80 年代末期,全球最大的两组溶栓试验中则无年龄上限。两组试验分别纳入约 1 300 例和 1 400 例年龄>75 岁的患者,其中一组与对照组比较,5 周的心血管死亡率明显下降。在 GUSTO-I 研究中,年龄≥75 岁与<70 岁患者溶栓后获得 TIMI 3 级的血流大致相似。1992 年美国溶栓年会将年龄限制放宽至 75 岁以上。我国的 2010 年版指南中在溶栓治疗适合人群上适当予以放宽,建议>75 岁患者应首选经皮冠状动脉介入治疗(percutaneous coronary intervention，PCI)，但溶栓治疗并非禁忌。老年人在发病 6 小时内就诊较中青年人少，晚期溶栓（24 小时内）能使更多的老年患者得到溶栓治疗，并从中获益。

老年人溶栓除应严格掌握适应证和禁忌证外，必须考虑溶栓药物和辅助药物的选择和用量问题。因此指南建议谨慎选择并酌情减少溶栓药物的剂量，密切关注其出血并发症。高龄、低体重、女性、既往有脑血管病病史，入院时收缩压和舒张压升高是颅内出血的明显预测因子。一旦发生头晕、头痛、肢体麻木、无力、意识障碍、喷射性呕吐等症状，应立即停止溶栓及抗血小板、抗凝治疗，行急诊头部 CT 检查以排除颅内出血。监测凝血指标和血小板，必要时给予逆转溶栓、抗凝和抗血小板药物。

PCI 应用已进入成熟阶段，因此急诊 PCI 似乎更为合理。急诊 PCI 比溶栓疗法效果好，发生脑出血危险性小，老年人应用更加安全，所以 PCI 治疗为首选。我国 2010 年版指南建议：老年急性 STEMI 的再灌注策略应与非老年患者相似，应在再灌注窗内积极寻求再灌注治疗。对于年龄≥75 岁应用已进入成熟阶段，因此急诊 PCI 似乎更为合理。急诊 PCI 比溶栓疗法效果好，发生脑出血危险性小，老年人应用更加安全，所以 PCI 治疗为首选。我国 2010 年版指南建议：老年急性 STEMI 的再灌注策略应与非老年患者相似，应在灌注窗内积极寻求再灌注治疗。对于≥75 岁的老年 STEMI 患者，如既往心功能状态好，适宜血管重建并同意介入治疗，可行直接 PCI（Ⅱa，B）；年龄≥75 岁，发病 36 小时内已接受溶栓治疗的心源性休克，适合进行血管重建的患者，也可行溶栓后紧急 PCI。而对于老年 NSTEMI，包括不稳定型心绞痛（UA）的患者，相关指南未做出明确规定，但年龄≥65 岁是其临床危险评分因素之一。2011 年 ACC/AHA 对 UA/NSTEMI 的治疗指南建议与我国的指南相符：对于反复心绞痛、心律失常及血流动力学障碍的患者，如无严重合并症及禁忌证的情况，应尽早行冠状动脉造影及介入治疗（Ⅰ，B）；对于临床事件高风险者，尽管病情稳定，也应尽早行冠状动脉造影及介入治疗（Ⅰ，A）。总之，在 PCI 策略的整体获益强度方面，老年与非老年相比至少相当，甚至有可能获益更大。

对比剂诱导的急性肾损伤，又名对比剂肾病（CIN），是指应用对比剂 24～72 小时后血清肌酐（Scr）水平较原有基础升高＞25％或绝对值升高＞44.2 $\mu mol/L$ 以上，并排除其他影响肾功能的原因。老年人作为一特殊群体，鉴于其增龄性肾功能减退，肾脏储备及代偿功能较中青年人群差。在 CIN 风险评分量表中，年龄＞75 岁是一项重要的评分指标，故老年冠心病患者是发生 CIN 的高危人群。其风险因素包括：肾小管分泌和浓缩能力及肾脏血流量随增龄下降，冠状动脉病变复杂严重,需使用更多对比剂,合并症多,因此2010年专家共识建议对老年患者应权衡介入治疗与其他治疗方式的利弊,确定PCI策略的必要性。术前评估肾功能状况,操作前积极水化治疗[术前12小时至术后6~24小时给予等渗盐水1~1.5 mL/(kg·h)],尽量选择等渗或低渗对比剂,最大剂量不宜超过150 mL。值得注意的是,国内有学者回顾分析668例经PCI治疗的60岁以上冠心病患者的资料,其CIN发病率为16.1%,并总结了一套国人60岁以上冠心病患者行PCI前评估发生CIN风险的评分系统,有待临床推广应用。

3.抗凝和抗血小板治疗

抗凝治疗对于老年AMI患者依然是一个重要的手段,但高龄又是抗凝治疗引发出血的独立危险因素。2010年我国指南建议年龄≥75岁者,低分子肝素不用静脉负荷量,直接给予日常剂量,最长使用8天。OASIS-5研究显示,抗凝对于65岁以上患者出血发生率显著高于65岁以下患者,但是与依诺肝素相比,磺达肝癸纳(Ⅹa因子抑制剂)出血风险更低,且无肾功能受损的老年患者(≥75岁)无须调整剂量(2.5 mg,每天1次,皮下注射)。

抗血小板治疗无论是AMI早期乃至预防梗死再次发作或作为PCI后的维持治疗都是不可或缺的策略。2009年中国专家共识中指出,尽管年龄是出血的独立危险因素,但临床的研究结果显示,65岁以上的老年ACS患者依然可以从阿司匹林和氯吡格雷治疗中获益,且老年患者的绝对和相对获益,均比非老年者更为显著,故年龄不应成为应用抗血小板治疗的障碍,老年AMI患者也应接受规范化治疗,在长期应用上述药物时也无须调整剂量。由于老年患者消化道出血等风险可能性增大,共识建议阿司匹林剂量不>100 mg/d,ACS急性期抗血小板药物的首次负荷量可酌情减少或不用。

4.抗心肌缺血药物的应用

虽然溶栓、介入、抗栓疗法极大地改善和促进了AMI患者再灌注、血运重建、心室重构等,但硝酸酯类、β-受体阻滞剂、ACEI、ARB等药物仍是老年AMI患者治疗的基石。由于患者年龄大、基础病变多等特点,应遵照循证医学的证据,采取谨慎合理选择或酌情减少剂量的方法来实施个体化治疗。

(四)预后

在AMI患者中,老年患者病死率明显高于中青年,且随年龄增长而上升,占死亡率的60%~80%。老年AMI的死亡原因以泵衰竭多见(54%),心脏破裂次之(21%),部分患者也可以以感染、消化道出血、脑血管事件、肾衰竭和肿瘤等心外因素为主。

三、心绞痛

(一)慢性稳定型心绞痛

稳定型心绞痛是在冠状动脉狭窄的基础上,由于心肌负荷的增加引起心肌急剧的、暂时的缺血缺氧的临床综合征。其特点为阵发性的前胸压榨性疼痛,主要位于胸骨后,可放射至心前区和左上肢尺侧,持续数分钟,休息或含服硝酸甘油后消失。慢性稳定型心绞痛是指心绞痛发作的程度、频度、性质及诱发因素在数周内无显著变化的患者。慢性稳定型心绞痛是老年冠心病最常见的临床类型,其常见病因仍多是冠状动脉粥样硬化或痉挛,但是,非冠状动脉因素所致心肌缺血,如老年主动脉瓣狭窄、严重贫血等也可为老年心绞痛的病因。心绞痛严重程度的分级参照加拿大心血管学会(CCS)心绞痛严重度分级(表 4-1)。

表 4-1　加拿大心血管学会(CCS)心绞痛严重度分级

分级	严重度
Ⅰ级	一般体力活动不引起心绞痛,例如行走和上楼,但紧张、快速或持续用力可引起心绞痛的发作
Ⅱ级	日常体力活动稍受限制,快步行走或上楼、登高、饭后行走或上楼、寒冷或风中行走、情绪激动可发作心绞痛或仅在睡醒后数小时内发作。在正常情况下以一般速度平地步行 200 m 以上或登一层以上的楼梯受限
Ⅲ级	日常体力活动明显受限,在正常情况下以一般速度平地步行 100～200 m 或登一层楼梯时可发作心绞痛
Ⅳ级	轻微活动或休息时即可以出现心绞痛症状

1.临床特点

与老年 AMI 临床特点相同,其症状常不典型,老年患者疼痛部位不典型发生率 35.4%,明显高于中青年 11%,疼痛部位可以在牙齿与上腹部之间的任何部位,尤其是老年患者更易合并其他症状而误诊为其他疾病,如食欲缺乏、疲倦、胃部灼热感、出汗等。但是,老年患者一般病史较长,详细询问病史有助于疾病的诊断,并且需要与消化道疾病、肺病、颈椎病等进行鉴别诊断。

2.诊断

(1)心电图:心绞痛发作时的心电图对诊断很有帮助,ST-T 的变化有助于心肌缺血的诊断。老年人因高龄多合并其他器官功能不全、运动不便,不适合进行运动负荷试验,而动态心电图进行长时间的监测,有利于老年患者心绞痛的诊断。

(2)超声心动图:超声心动图存在室壁节段运动和老年性瓣膜改变,如重度主动脉瓣狭窄,也有助于老年患者心绞痛的诊断。

(3)核素心肌灌注扫描:为协助诊断 CHD 的检查之一,其优势包括可以评估心肌缺血风险及陈旧梗死面积、评估左心室射血分数、准确定位心肌缺血区域,缺点为费时费力且价格较高。其敏感性为 89%,特异性为 75%。

(4)CT 冠状动脉造影:CT 冠状动脉造影为显示冠状动脉病变及形态的无创检查方法,有较高阴性预测价值。若 CT 冠状动脉造影未见狭窄病变,一般可不进行有创检查。但 CT 冠状动脉造影对狭窄病变及程度的判断仍有一定限度,特别是当钙化存在时会显著影响狭窄程度的判断,而钙化在老年冠心病患者中相当普遍,因此,仅能作为参考。

(5)冠状动脉造影:冠状动脉造影虽然为有创检查,但仍然是用来诊断冠状动脉解剖异常及动脉粥样硬化程度的金标准。如果条件允许且后续的血运重建术可以实行则应行冠状动脉造影。2007 中国慢性稳定型心绞痛诊断与治疗指南强调冠状动脉造影对于糖尿病、>65 岁老年患者、>55 岁女性胸痛患者临床价值更大,因此,老年患者如无禁忌,应重视冠状动脉造影在临床上的应用。

3.治疗

(1)药物治疗:药物治疗是慢性稳定型心绞痛治疗的主要措施,改善缺血、缓解症状和改善远期预后是主要原则。2007 年中国慢性稳定型心绞痛诊断与治疗指南将治疗心绞痛的药物分为两大类型:缓解症状的药物和改善预后的药物。

缓解症状的药物:主要包括 3 类,即硝酸酯类药物、β 受体阻滞剂和钙通道阻滞剂,其中 β 受体阻滞剂兼有减轻症状及改善预后两方面的作用。①硝酸酯类:硝酸酯类药为内皮依赖性血管扩张剂,能减少心肌需氧和改善心肌灌注,从而改善心绞痛症状。舌下含服或喷雾用硝酸甘油仅作为心绞痛发作时缓解症状用药,也可在运动前数分钟使用,以减少或避免心绞痛发作。长效硝酸酯制剂用于减低心绞痛发作的频率和程度,并可能增加运动耐量。长效硝酸酯类不适宜用于心绞痛急性发作的治疗,而适宜用于慢性长期治疗。对由老年严重主动脉瓣狭窄或肥厚型梗阻性心肌病引起的心绞痛,不宜用硝酸酯制剂。②钙通道阻滞剂:钙通道阻滞剂通过改善冠状动脉血流和减少心肌耗氧起缓解心绞痛作用,对变异型心绞痛或以冠状动脉痉挛为主的心绞痛,钙通道阻滞剂是一线药物。地尔硫䓬和维拉帕米能减慢房室传导,常用于伴有心房颤动或心房扑动的心绞痛患者,这两种药不应用于已有严重心动过缓、高度房室传导阻滞和病态窦房结综合征的患者。老年稳定型心绞痛常合并心力衰竭可选择氨氯地平或非洛地平。③曲美他嗪:通过调节心肌能源底物,抑制脂肪酸氧化,优化心肌能量代谢,改善心肌缺血及左心功能,缓解心绞痛。④尼可地尔:是一种钾通道开放剂,与硝酸酯类制剂具有相似药理特性,对稳定型心绞痛治疗可能有效。⑤流感疫苗:2013年 ESC 冠心病指南建议慢性稳定型心绞痛的老年患者每年至少接种流感疫苗一次。

改善预后的药物:主要包括阿司匹林、氯吡格雷、β受体阻滞剂等。①阿司匹林:所有患者只要没有禁忌证都应该服用。随机对照研究证实了慢性稳定型心绞痛患者服用阿司匹林可降低心肌梗死、脑卒中或心血管死亡的风险。阿司匹林的最佳剂量范围为 $75 \sim 150$ mg/d。其主要不良反应为胃肠道出血或对阿司匹林过敏。不能耐受阿司匹林的患者,可改用氯吡格雷作为替代治疗。②氯吡格雷:主要用于支架置入以后及对阿司匹林有禁忌证的患者。③β受体阻滞剂:推荐使用无内在拟交感活性的β受体阻滞剂,如美托洛尔、比索洛尔等。β受体阻滞剂的使用剂量应个体化,从较小剂量开始,逐渐增加剂量,以能缓解症状、静息心率不低于 50 次/分为宜。对不能耐受β受体阻滞剂或心率控制不佳的患者近来推荐使用依伐布雷定,可选择性抑制窦房结起搏电流,减低心率和心肌耗氧量,而对心肌收缩和血压无影响。

(2)调脂治疗:从总胆固醇(TC)<4.68 mmol/L 开始,TC 水平与发生冠心病事件呈连续的分级关系,最重要的危险因素是低密度脂蛋白胆固醇(LDL-C)。他汀类药物治疗还有延缓斑块进展,稳定斑块、抗炎、免疫抑制等多效性作用。冠心病患者控制 LDL-C 的目标值应<2.60 mmol/L(100 mg/dL)。为达到更好的调脂效果,在他汀类治疗基础上,可加用胆固醇吸收抑制剂依扎麦布。对于老年患者,在应用他汀类药物时,应严密监测谷丙转氨酶及肌酸激酶等生化指标,及时发现药物可能引起的肝脏损害和肌病。

(3)血管紧张素转换酶抑制剂(ACEI):在稳定型心绞痛患者中,合并糖尿病、心力衰竭或左心室收缩功能不全的高危患者应该使用 ACEI。所有冠心病患者均能从 ACEI 治疗中获益,但低危患者获益可能较小。

(4)血运重建。①PCI:是慢性稳定型冠心病的有效治疗措施,其死亡风险$<5\%$,首选推荐第二代药物洗脱支架(DES),可减少支架内血栓发生率。建议置入新一代 DES 的患者维持 $6 \sim 12$ 个月的双联抗血小板治疗,对于高出血风险等特殊情况的患者 $1 \sim 3$ 个月双抗也是可行的。血流储备分数(FFR)>0.8 的患者,首选药物治疗,不推荐血运重建,FFR$\leqslant 0.8$ 的患者可从 PCI 联合最佳药物治疗上获益。②冠状动脉旁路移植术(CABG):内乳动脉桥明显优于静脉桥,能提高患者的存活率。双支内乳动脉移置获益更大,尤其是糖尿病患者。桡动脉已被作为第二移植动脉。③血运重建的一般原则:于慢性稳定型心绞痛患者血运重建应根据患者冠状动脉的解剖情况、缺血程度、症状、获益以及预后进行评价,优先考虑血运重建的临床情况包括以下 5 条。合理药物治疗难以控制的心绞痛;心肌梗死后心绞痛;左心功能不全;多支血管病和大范围心肌缺血(>10%);左主干狭窄>50%。由于 CABG 术中及术后并发症发生率高,且该类患者常多病共存,手术耐受性差,故老年慢性稳定型心绞痛患者在临床中更易优选 PCI 治疗。

(二)不稳定型心绞痛

其临床特点和治疗特点与急性 NSTEMI 相类似,指南中多将其合并推荐统称为非 ST 段抬高型急性冠状动脉综合征(NSTE-ACS)。此类患者不宜溶栓,而以抗凝和抗血小板治疗为主。

第二节 心脏瓣膜病

心脏瓣膜病是我国常见的一种心脏病,常导致单个或多个瓣膜急性或慢性狭窄和/或关闭不全,其中以风湿热导致的瓣膜损害最为常见。老年性心脏瓣膜病是由于多种原因引起的单个或多个瓣膜结构或功能异常,造成瓣膜狭窄和/或关闭不全,心脏血流动力学改变,最终导致一系列临床综合征。主要包括以下几种类型:老年退行性心脏瓣膜病(senile degenerative heart valvular disease, SDHVD);延续至老年的心脏瓣膜病,如风湿性心脏瓣膜病;其他原因所致的心脏瓣膜损伤,如瓣膜先天畸形、缺血、感染、创伤等。其中,老年退行性心脏瓣膜病为老年人所特有,也是本章节介绍的重点。

老年退行性心脏瓣膜病是指随着年龄的增长,原本正常或轻度异常的心脏瓣膜,其结缔组织发生退行性病变及纤维化,使瓣膜增厚、变硬、变形及钙盐沉积,导致瓣膜狭窄和/或闭锁不全。临床上以主动脉瓣及二尖瓣最常受累。心脏瓣膜的退行性变主要有 3 种形式:钙化、硬化和黏液性变。在 SDHVD 中最常见、最具有临床意义的是钙化性主动脉瓣狭窄和二尖瓣环钙化。因此,SDHVD 通常又称之为老年钙化性心脏瓣膜病,其起病隐匿,进展缓慢,引起瓣膜狭窄和/或关闭不全多不严重,对血流动力学影响较小,常缺乏特异性临床表现,易发生漏诊和误诊;而一旦出现症状,常伴随严重心力衰竭、心律失常、晕厥甚至猝死,因而是一种严重威胁老年人健康的心脏"隐形杀手",应引起老年科临床医师的高度重视。

一、流行病学

SDHVD 的发病率随着年龄增长而增高。国外报道,<65 岁的人群中钙化性心脏瓣膜病的发生率仅 20%,而 65 岁以上老年人的发病率则为上述年龄组的 3～4 倍。国内报道老年钙化性心脏瓣膜病的发病率在 60 岁以上者为 8.62%。SDHVD 存在性别差异,主动脉瓣钙化者男女比例为 4：1,二尖瓣环钙化者男女比例为 1：4。

二、危险因素

SDHVD 的主要危险因素有以下几种。

(一)增龄

年龄与该病的关系最为密切,且瓣膜钙化的程度随着增龄而加重,高龄者多瓣膜受累的发生率也明显增高。

(二)性别

主动脉瓣钙化多见于男性,而二尖瓣环钙化多见于女性。

(三)吸烟

吸烟能使本病危险性增加 35%。

(四)高血压

有高血压史者危险性增加 20%。可能与高血压易造成瓣环损伤引起组织变性,加速了钙化过程有关。

(五)遗传

钙化性主动脉瓣狭窄具有家族聚集性发病的特点。2005 年 Garg 等在 *Nature* 上报道了两个患者群体存在 *NOTCH* 1 基因突变,其瓣膜发生严重异常钙化。此外,*apoE* 缺失小鼠可发生主动脉瓣的硬化,异常钙化部位的成骨相关标记物呈阳性。

(六)骨质脱钙

骨质脱钙异位沉积于瓣膜及瓣环可能是导致本病发生的原因之一。二尖瓣环、主动脉瓣沉积的钙盐可能主要来源于椎骨脱钙。

(七)其他

如超重、高低密度脂蛋白胆固醇血症、糖尿病等。研究发现,代谢综合征与 SDHVD 存在着密切的关系,是瓣膜狭窄进展的独立预测因子及无事件生存的独立危险因素。

三、病理

主要表现为心脏瓣膜的内膜逐渐增厚,以主动脉瓣及二尖瓣为重。组织学上可见瓣膜的胶原纤维及弹力纤维增多,并可发生断裂、分解,弹力纤维染色不规则。钙化性主动脉瓣狭窄病变主要在瓣膜主动脉侧内膜下,表现为瓣膜不均匀增厚、硬化,无冠瓣最明显。钙化通常由主动脉面基底部逐渐向瓣膜游离缘扩展,钙化斑块轻者呈米粒状、针状,重者可填塞瓦氏窦。但瓣膜间一般不发生粘连、融合及固定。二尖瓣环钙化在二尖瓣后叶心室面及与其相应的左心室心内膜间,可沿瓣环形成"C"形钙化环,并可进一步累及左心房、左心室。通常瓣环钙化重于瓣叶。

光镜下瓣膜钙化可分为 5 级:0 级,镜下无钙盐沉积,伴或不伴瓣膜纤维结缔组织变性;Ⅰ 级,局灶性细小粉尘状钙盐沉积;Ⅱ 级,局灶性密集粗大粉尘状钙盐沉积或多灶性钙盐沉积;Ⅲ 级,弥漫性或多灶性密集粗大粉尘状钙盐沉积,部分融合成小片状;Ⅳ 级,无定形钙斑形成。根据瓣膜僵直与钙化程度也可将其分为轻、中、重 3 度。轻度:瓣膜轻度增厚、变硬,局灶性点片状钙盐沉积;中度:瓣膜增厚、硬化,瓦氏窦有弥漫性斑点状或针状钙盐沉积,瓣环多呈灶性钙化;重度:瓣叶明显增厚,僵硬变形,或瓣叶间粘连,瓦氏窦内结节状钙盐沉积,瓣环区域钙化灶融合成"C"形,或钙化累及周围的心肌组织。

四、病理生理

由于瓣膜纤维层退行性变、钙盐沉积导致瓣环钙化、僵硬,也由于瓣叶的变形、腱索的松弛而出现瓣膜关闭不全和/或狭窄。此外,由于可能并存的心肌硬化引起顺应性降低,心室压力、容量负荷增加而导致心脏尤其是左房、左室扩大,左房、左室压力升高,进一步引起肺静脉和肺动脉高压,最终可累及右心,导致血流动力学改变。但是由于心室的代偿,可使左室收缩末期与舒张末期容量长期保持在相对正常范围,这可能是老年钙化性心脏瓣膜病可长期保持无症状的主要原因。

五、发病机制

目前,SDHVD 的具体发病机制尚不清楚,可能是多种机制共同作用的结果。

(一)衰老变性学说

由于该病与增龄密切相关,而且随着年龄的增长,不仅是心脏瓣膜,其他器官组织也逐渐出现钙盐的沉积和纤维组织的变性,故推测该病可能是人体衰老过程一系列退行性变中的一个必然现象。

(二)血流动力学说

本病主要累及承受压力最高的左心瓣膜(主动脉瓣、二尖瓣),又以主动脉瓣的主动脉面和二尖瓣的心室面最明显;此外,高循环阻力如高血压状况下,瓣膜钙化的发生率增高;临床还发现,先天性主动脉瓣二瓣化者,瓣膜分别承受的压力高于正常三瓣所承受的压力,其主动脉瓣钙化发生的年龄提前,病情进展更快。以上证据均提示,心脏瓣膜及其支架长期受血流冲击、磨损、机械应力作用是促进其钙化的重要因素。

(三)钙磷代谢异常学说

原发性甲状旁腺功能亢进人群主动脉瓣钙化的发病率为 46%,二尖瓣环钙化的发病率为 39%,复合病变者发病率为 25%,远高于甲状旁腺功能正常的人群。在慢性肾功能不全并经血液或腹膜透析的患者中,老年钙化性心脏瓣膜病的发病率较高。研究发现,这类患者常继发性甲状旁腺功能亢进,血液中钙和磷酸钙产物及甲状旁腺激素水平明显升高,常引起钙磷代谢异常。一方面血钙升高可促进心脏瓣膜钙化,同时甲状旁腺激素还可直接促进钙离子进入组织细胞,加重瓣膜的钙化。

(四)钙调节蛋白学说

近年来研究表明,在损伤的主动脉瓣中常有骨桥蛋白的持续表达,提示骨桥蛋白可能是异位组织钙盐沉着的促进因子,在钙化结晶过程中起骨架作用。此外,基质金属蛋白酶-2(MMP-2)、基质 Gla 蛋白(MGP)、黏胶蛋白/肌腱蛋白-C(TN-C)等也有一定的调节病变部位钙化的作用。

(五)脂质异常学说

SDHVD 在高脂血症尤其是高胆固醇血症患者中更易发生,在病变瓣膜的组织中可见脂质的异常沉积及吞噬脂质的泡沫细胞大量聚集,推测该病可能与脂质的异常沉积后引起瓣膜组织的变性、进一步导致钙盐沉积有关。此外,免疫组化研究发现,主动脉瓣损伤部位的脂质能与 ApoB、Apo(A)、ApoE、修饰性

LDL 抗体反应,说明脂蛋白在主动脉瓣的积聚也可能是主动脉瓣狭窄的原因之一。

(六)慢性炎症学说

研究表明,SDHVD 的病理进程与动脉粥样硬化相似,可能是一个慢性炎症过程,有细菌、衣原体等病原微生物参与,通过炎性细胞及细胞因子如肿瘤坏死因子-α(TNF-α)、转化生长因子-β(TGF-β)等,促进基质金属蛋白酶(MMP)的表达,启动瓣膜上的钙化过程,加重对心脏瓣膜的损伤。

六、临床表现

临床表现主要取决于瓣膜钙化的程度、部位以及心脏自身的代偿能力。SDHVD 具有如下临床特点:①起病隐匿,进展缓慢,引起瓣膜狭窄和/或关闭不全多不严重,对血流动力学影响较小,可长期无明显症状,甚至终生呈亚临床状态;②主要发生在左心瓣膜常导致主动脉瓣钙化和二尖瓣环钙化,引起主动脉狭窄和二尖瓣关闭不全;③常同时合并其他心肺疾病,如高血压、冠心病、肺心病等,可掩盖本病的症状和体征,易发生漏诊和误诊;④如出现心绞痛、晕厥及心力衰竭等临床症状时,常表明病变严重。

(一)常见症状

1.胸闷、心悸、气短

可能由钙化的二尖瓣环增加乳头肌机械环的张力,或合并有冠状动脉钙化引起心肌缺血或冠状动脉痉挛、心功能不全、心律失常及精神因素等所致。

2.晕厥甚至猝死

晕厥常为主动脉瓣狭窄所致,严重者可发生猝死。晕厥和猝死还可能与室性心律失常、传导阻滞等有关。

3.心律失常

老年退行性心脏瓣膜病中约 80% 发生心律失常,常见的心律失常主要有:房性心律失常,以房性期前收缩,心房颤动、心房扑动最多见,偶有室上性心动过速;房室传导阻滞;病态窦房结综合征。

4.心功能不全

35%～50%患者有充血性心力衰竭,心功能一般在 Ⅱ～Ⅲ 级。可能由于瓣膜狭窄和/或关闭不全引起心脏扩大,加之心律失常而影响心室收缩功能所致。

5.其他

部分老年患者可同时伴有右结肠血管病变,可引起下消化道出血。

(二)体征

老年钙化性心脏瓣膜病患者可以无异常体征。严重二尖瓣环钙化时,可听到舒张期杂音。研究发现,老年人心尖部如有舒张期杂音,其二尖瓣环钙化存在的可能性达90%,且其病变严重程度显著重于仅有收缩期杂音的患者。主动脉瓣狭窄患者在主动脉瓣区可听到收缩期杂音,其最佳听诊部位在心尖部,多向腋下传导而不向颈部传导,呈轻至中度乐音样;一般无收缩早期喷射音。脉压正常或增宽。主动脉瓣区第二心音减弱或消失。若出现舒张期杂音则表明主动脉瓣钙化程度较重。

七、辅助检查

(一)心电图

可正常,亦可有 P-R 间期延长,左室肥厚,非特异性 ST-T 改变,心律失常如心房颤动、房室传导阻滞、束支阻滞、病态窦房结综合征等。有条件者可行心电图运动负荷试验(EET),有利于评估患者的症状和功能状态,尤其对日常无症状或不能明确者意义更大。

(二)超声心动图

经胸超声心动图可见二尖瓣瓣下回声增强,二尖瓣环钙化;主动脉瓣叶增厚,反射增强、钙化,瓣叶活动度减低,跨瓣压差增大,瓣口面积减小;左室乳头肌反射增强、钙化。超声心动图诊断该病的敏感性为89.5%,特异性为97.7%,现已成为该病的首选检查方法。经食管超声心动图诊断早期老年性主动脉瓣周钙化的敏感性显著高于经胸超声心动图,特异性接近;二者联合应用可进一步提高敏感性。

(三)胸部 X 线

可见升主动脉扩张、主动脉弓有条状钙化影。侧位像若见到二尖瓣环钙化,对于该病的诊断有重要意义。

(四)CT

对主动脉瓣和主动脉钙化有较高的敏感性和特异性。与传统的64层CT相比,双源CT瓣膜图像能准确显示瓣膜和主动脉壁的微小钙化,在瓣膜疾病的诊断上更具优势。CT仿真内镜技术则可较好地显示瓣叶的整体情况。

(五)磁共振(MR)

无创MRI技术除可提供准确、可重复的瓣膜形态学信息外,还可提供瓣膜狭窄和反流程度、心室大小、心肌质量和心功能等参数。流速编码 MR 电影（velocity-encoded cine MR，VEC-MR）对心脏瓣膜病能够比多普勒超声更精确地进行定量评估，今后有可能应用于临床从而提高该病的诊断水平。

(六)核素心肌灌注显像

核素心肌灌注显像可观察心肌的血流灌注情况及心肌细胞的功能状态,具有简单、无创、安全、诊断准确性高等优点。运动或静态核素心肌灌注显像对于 SDHVD 的鉴别诊断有重要价值。

八、诊断

目前 SDHVD 尚缺乏统一的诊断标准,以下几点可供参考:①年龄 60 岁以上;②超声心动图有典型的瓣膜钙化或瓣环钙化,病变主要累及瓣环、瓣膜基底部和瓣体,而瓣尖和瓣叶交界处波及甚少;③X 线检查见瓣膜或瓣环的钙化影;④具有与瓣膜功能障碍相关的临床表现,如近期出现的心脏杂音、心功能不全或心律失常尤其是心房颤动或房室传导阻滞者,或有其他临床检查证据;⑤除外其他原因所致的瓣膜病变,如风湿性、梅毒性、乳头肌功能不全、腱索断裂以及感染性心内膜炎等;⑥无先天性结缔组织异常和钙磷代谢异常的病史。因此,老年患者若既往无心脏病病史,近期内出现心脏杂音、心功能不全或心律失常尤其是心房颤动或房室传导阻滞者应排除 SDHVD 可能。

九、鉴别诊断

SDHVD 应与以下心脏疾病相鉴别。

(一)风湿性心脏瓣膜病

主要侵犯二尖瓣叶,有瓣叶增厚,前后叶在舒张期呈同相运动。而退行性二尖瓣环钙化主要侵犯二尖瓣环,二尖瓣后叶活动正常,舒张期前、后叶仍呈反相运动。超声心动图容易鉴别。

(二)高血压性心脏病

高血压是 SDHVD 的易患因素之一,故高血压性心脏病可与退行性心脏瓣膜病同时存在。如果以左心室扩大为主或心电图上有左室肥厚劳损图形,常提示存在高血压性心脏病。

(三)冠心病

冠心病同样是 SDHVD 的易患因素之一,故 SDHVD 也可与冠心病并存。如果临床上有心绞痛和/或心肌梗死发生,多提示冠心病。若仅表现为心律失常者,则多见于退行性心脏瓣膜病。必要时可行核素运动心肌灌注显像或冠状动脉造影相鉴别。

(四)扩张型心肌病

如果心脏显著扩大者应考虑合并有扩张型心肌病,可行核素静态心肌显像鉴别。

十、治疗

SDHVD早期若无症状则无须治疗。若出现症状及体征时,则应给予相应处理。主要包括以下几个方面。

(一)内科药物治疗

考虑老年患者心功能及药代动力学特点,应选择合适的药物及剂量,注意用药的个体化原则。

1.他汀类药物

考虑到退行性瓣膜病变的发病机制和动脉粥样硬化类似,而他汀类药的多效性作用对动脉粥样硬化疾病的效果明显,故可将他汀类药物作为退行性瓣膜疾病的一种治疗选择。部分研究表明,他汀类药物可不同程度延缓瓣膜钙化的发展,但也存在与此结论不一致的研究报道。

2.ACE 抑制剂/ARB

有研究表明,ACE 抑制剂/ARB 对退行性瓣膜病变有抑制和延缓作用,但回顾性资料未能发现其能抑制主动脉瓣狭窄的进展。

3.MMP 抑制剂

MMP 对于正常瓣膜的弹性和完整性具有重要意义。在瓣膜钙化性病变时,炎症介导的 MMP 呈过度表达,故认为 MMP 抑制剂理论上具有抑制瓣膜钙化的作用。

4.其他

主动脉瓣狭窄引起的心绞痛发作,可给予小剂量硝酸甘油或 β 受体阻滞剂,但有青光眼或颅内高压者不宜使用硝酸酯类药,有心动过缓、传导阻滞、哮喘患者应慎用或禁用 β 受体阻滞剂。

有认为改善钙磷代谢的药物和钙通道阻滞剂可用于治疗老年退行性心脏瓣膜病。

(二)加强基础疾病、易患因素及并发症的防治

积极治疗高血压、冠心病、高脂血症、肥胖等,并积极预防心力衰竭、心律失常、感染性心内膜炎、栓塞等各种并发症。应在明确病因的基础上加强晕厥的治疗。晕厥如果由严重心动过缓引起者应置入起搏器；有快速心房颤动者应控制心室率；由严重主动脉瓣狭窄所致者则应考虑手术治疗以解除机械性梗阻。发生心力衰竭时按心力衰竭指南处理，但尽量避免使用强烈的利尿剂与血管扩张剂。

(三)手术治疗

人工心脏瓣膜置换术及瓣膜成形术是心脏瓣膜病的根治方法，对于已出现心力衰竭症状的心脏瓣膜病患者，应积极评价手术的适应证和禁忌证，争取手术治疗的机会。对于瓣膜置换术适应证，目前多主张跨瓣压差≥6.7 kPa(50 mmHg)，瓣口面积≤0.75 cm² 为"金标准"。术前冠状动脉造影有冠状动脉病变者可同时行换瓣及旁路移植术。对二尖瓣环钙化而无症状的严重二尖瓣反流患者应进行运动耐量的评价。此外，判定左室的收缩功能对于决定是否行换瓣术是至关重要的。对有症状的轻到中度二尖瓣反流患者也应进行血流动力学监测。

影响瓣膜置换术预后的主要因素有以下几项。

1.年龄

高龄者病死率高，70岁以上者其术后1年内病死率是70岁以下年龄组的2.5倍。

2.心功能

术前心功能明显减退者，其病死率是正常心功能患者的5～20倍。

3.冠心病

严重冠状动脉病变者(冠状动脉狭窄>70%)其术后病死率较非冠心病者增高2.7倍。

4.患有其他疾病

有肺、肝、肾疾病或糖尿病周围血管疾病者，其预后较差。

5.跨瓣压差

一般来说手术存活率与跨瓣压差呈反向关系，跨瓣压差越大术后存活率越低，反之越高。

(四)介入治疗

介入治疗操作相对简单，无须开胸，且费用相对较低。介入治疗主要包括经皮瓣膜球囊成形术和经皮瓣膜置换术。近年来由于材料和方法学的改进，成功率已明显提高。此外，高频超声消融主动脉瓣上的钙化斑块今后可能是非常有前途的治疗方法之一。

组织工程和干细胞治疗:组织工程学和干细胞的联合应用可能为退行性瓣膜疾病的治疗提供乐观的前景,但目前尚处于试验研究阶段,临床应用尚未成熟。

十一、预后

尽管部分 SDHVD 患者可长期无临床症状,预后良好,但随访发现,心脏瓣膜退行性病变处于一种持续进展状态,每年可使瓣口面积减少约 $0.1\ cm^2$,是引起老年人心力衰竭和猝死的重要原因之一。目前尚无可靠的方法阻止本病的发生和发展。主动脉瓣硬化是最常见的心脏瓣膜退行性病变。有瓣膜硬化者心血管事件发生率明显高于无硬化者,其心血管性死亡、急性心肌梗死、心力衰竭的相对风险分别高达 66%、46%、33%。

加速病变的相关因素主要有:与患者相关的因素(如增龄、吸烟、高血压、肥胖/糖尿病、慢性肾衰竭、合并冠心病等);与血流动力学相关的因素(如左室收缩功能异常或低心排、运动时有血流动力学的改变、透析治疗等);与瓣膜本身相关的因素(如二尖瓣畸形、退行性主动脉瓣狭窄、瓣膜钙化合并反流、已存在轻至中度的狭窄等)。二尖瓣环钙化范围每增加 1 mm,其心血管疾病的风险、病死率和总死亡率经基线危险因素调整后约增加 10%。

十二、小结

总之,SDHVD 病因不明,增龄是其最重要因素,且病理机制复杂,临床上主要累及左心瓣膜,瓣膜的狭窄和/或关闭不全程度多不严重,临床症状常不明显,一旦进入临床期,出现诸如心绞痛、心律失常等症状时常提示病情严重,因此SDHVD 强调定期筛查、早期诊断与及时合理的治疗。对无症状的重度瓣膜病变患者应进行运动测试,从而确认患者有无潜在症状,评估患者的预后及运动对血流动力学的影响。目前尚缺乏统一的临床诊断标准,超声心动图检查在该病的诊断中有着重要的地位。内科药物疗效不肯定,对重症患者宜行外科手术或介入治疗,但应严格掌握适应证,并加强手术风险评估。高频超声消融术及组织工程和干细胞治疗今后可能会为 SDHVD 患者带来新的希望。

第三节 心 包 积 液

一、急性心包炎所致心包积液

(一)病因

急性心包炎是由心包脏层和壁层急性炎症引起的综合征。临床特征包括胸痛、心包摩擦音和一系列异常心电图变化。急性心包炎临床表现具有隐袭性,极易漏诊。急性心包炎的病因较多,可来自心包本身疾病,也可为全身性疾病的一部分,临床上以结核性、非特异性、肿瘤性者为多见,全身性疾病如系统性红斑狼疮、尿毒症等病变易累及心包引起心包炎。

(二)病理

急性心包炎根据病理变化,可分为纤维蛋白性亦即干性心包炎和渗液性心包炎。后者可为浆液纤维蛋白性、浆液血性、化脓性等不同类型,急性纤维蛋白性心包炎时,心包的壁层和脏层有纤维蛋白、白细胞和少量内皮细胞构成的渗出物,渗出物可局限于一处,或布满整个心脏表面,但渗出物量一般不很大,若其中液体量增加,则转变为浆液纤维蛋白性渗液,其量可增至2~3 L。其外观通常为黄而清的液体,有时因有白细胞及脱落的内皮细胞而变混浊,若红细胞含量多则呈血色,为浆液血性渗液。渗液性质可随不同的病因而各具特色,结核性心包炎,为纤维蛋白性或浆液血性,量较大,存在时间长,可达数月或更久,渗液吸收后心包脏层和壁层可增厚、粘连而形成缩窄性心包炎;化脓性心包炎渗液含有大量多形核白细胞,成为稠厚的脓液;肿瘤引起的渗液多为血性,红细胞较多伴肿瘤细胞。急性心包炎时心外膜下心肌亦可受累,如范围较广可称之为心肌心包炎。若心包炎的病变严重,炎症可波及纵隔、横膈及胸膜。心包积液一般在数周至数月内吸收,但可伴随发生壁层与脏层的粘连、增厚及缩窄,也可在较短时间内大量聚集产生心脏压塞。

(三)病理生理

急性纤维蛋白性心包炎不会影响血流动力学,若渗出性心包炎渗液量大,可使心包腔内压力升高,导致血流动力学发生相应变化。当心包腔内压力高至一定程度,心室舒张充盈受限,引起体循环静脉压、肺静脉压增高,心排血量减少等心脏受压症状,称为心脏压塞。心脏压塞的发生与心包积液量的大小,积液的性质,积液蓄积的速度,心包的柔韧性及心肌功能等多种因素有关。大量渗液固然可使心包内压大幅上升,引起心脏压塞症状和体征,然而短期内快速增长的少量浆液,即使仅有 $200\sim300$ mL 也可造成心脏舒张功能障碍,产生心脏压塞。

(四)临床表现

1.症状

可出现全身症状,如发热、出汗、乏力、焦虑等。最主要的症状为胸痛,尤以急性非特异性心包炎和感染性心包炎时多见;缓慢发展的结核性心包炎或肿瘤性心包炎则不明显。心包炎时胸痛轻重不等,有的疼痛性质较尖锐,位于心前区,可放射至颈部、左肩、左臂、左肩胛骨,有时也可下达上腹部,这类疼痛除心包受累外,胸膜也被波及,所以是胸膜性疼痛,和呼吸运动有关,常因咳嗽或深呼吸而加重。有的是一种沉重的压榨样胸骨后疼痛,与心绞痛或心肌梗死相似,可能与冠状动脉内心神经输入纤维受刺激有关。也有少数患者胸痛可随着每次心脏跳动而发生,以心脏左缘及左肩部明显。上述不同类型的胸痛有时可同时存在。

2.体征

急性纤维蛋白性心包炎的典型体征是心包摩擦音,在心前区可听到心脏收缩期和舒张期都有的双相声音(它不出现在心音之后),往往盖过心音,较表浅,是因心包表面有纤维蛋白渗出,在心脏搏动时不光滑的心包与心脏间的摩擦所致。双相来回粗糙的摩擦音有时需与主动脉瓣的收缩期、舒张期杂音相区别。有时摩擦音很轻而多被漏诊。它持续时间长短不等,有的持续数小时,但可重新出现,也有持续数天或数周之久,结核性心包炎持续时间较长,尿毒症心包炎持续时间较短。如出现渗液,心包摩擦音可消失。

3.辅助检查

(1)实验室检查:结果取决于致病因素。一般都有血白细胞计数增加,红细胞沉降率加速等炎症性反应。心包穿刺液的实验室检查,有助于病因学诊断。结核性心包炎渗液,常为血性,比重高,蛋白阳性,可找到结核杆菌;肿瘤性心包积液除为血性外尚可找到肿瘤细胞。因此心包渗液都应行穿刺液的常规化验。

(2)心电图检查:急性心包炎因累及心包脏层下的心肌和心包渗液的影响,可出现一系列心电图变化。①ST 段和 T 波改变:与心外膜下心肌缺血、损伤和复极延迟有关;急性心包炎的ST-T呈现动态变化,可分 4 个阶段。ST 段呈弓背向下抬高,T 波振幅增高,急性心包炎一般为弥漫性病变,上述改变可出现于除 aVR 和 V_1 外的所有导联,持续 2 天至 2 周,V_6 的 J/T$\geqslant$0.25;几天后 ST 段回复到等电位线,T 波低平;T 波呈对称型倒置并达最大深度,无对应导联相反的改变(除 aVR 和 V₁ 直立外),可持续数周、数月或长期存在;T 波恢复直立,一般在 3 月内;病变较轻或局限时可有不典型改变,出现部分导联的 ST 段、T 波的改变和仅有 ST 段或 T 波改变。②PR 段移位:除 aVR 和 V₁ 导联外,PR 段压低,提示心包膜下心房肌受损。③QRS 波低电压和电交替。④心律失常:窦性心动过速多见,部分发生房性心律失常,如房性期前收缩、房性心动过速、心房扑动或心房纤颤,在风湿性心包炎时可出现不同程度的房室传导阻滞。

(3)其他:X 线、超声心动图、磁共振成像等检查对渗出性心包炎有重要价值。

(五)诊断和鉴别诊断

急性心包炎的诊断可依据症状、体征、X 线和超声心动图做出诊断,有明显胸痛伴全身反应如发热等症状时要考虑到本病的可能,若听到心包摩擦音则诊断可肯定,但心包摩擦音延续时间长短不一,故应反复观察以免漏诊。患者有呼吸困难、心动过速、心浊音界扩大及静脉淤血征象时,应想到心包渗液的可能,经 X 线和超声心动图检查一般都能确立诊断。如怀疑急性心包炎,检查发现心电图异常表现者,应注意和早期复极综合征、急性心肌缺血相鉴别。不同病因的心包炎临床表现有所不同,治疗也不同,因此,急性心包炎诊断确立后,尚需进一步明确病因,为治疗提供方向。

(六)治疗

急性心包炎的治疗包括病因治疗和对症治疗。患者应卧床休息,胸痛者可给予吲哚美辛、阿司匹林,必要时可用吗啡类药物和糖皮质激素;有急性心脏压塞时,行心包穿刺术以解除压迫症状。化脓性心包炎除用抗生素外,一般需行心包引流术。全身性疾病引起者则根据原发病进行治疗。少数病例反复发生心包渗液可考虑心包切除术。

二、慢性和复发性心包炎所致心包积液

慢性心包炎(病史 3 个月以上)包括渗出性、粘连性和缩窄性心包炎,重要的是对炎性渗出和非炎性心包积液(心力衰竭时)的鉴别,其临床表现与慢性心脏压塞及残余心包炎症的程度有关,通常仅有胸痛、心悸和疲乏等轻微症状。

慢性心包炎的临床诊断类似于急性心包炎,对病因明确者治疗成功率高,如结核、弓形体病、黏液水肿、自身免疫病和全身性疾病,对症治疗方面同急性心包炎,同样,心包穿刺可用于诊断和治疗目的,对自身反应性心包炎,心包内滴注非吸收性皮质激素晶体非常有效。慢性心包炎若频繁复发,心包胸膜穿通术和经皮球囊心包切开术可能适用,一旦出现大量心包积液,应考虑行心包切除术。

复发性心包炎包括如下。①间断型:未经治疗,存在无症状期,后者可长可短。②持续型:抗炎药治疗中断导致复发。

导致复发的机制:①自身免疫性心包炎患者抗炎药或皮质激素的剂量和/或疗程不足;②早期皮质激素治疗使心包组织病毒 DNA/RNA 复制增多,导致病毒抗原暴露增加;③再感染;④结缔组织病恶化。复发性心包炎的特征性表现为心前区疼痛,其他临床表现包括发热、心包摩擦音、呼吸困难及红细胞沉降率增快,亦可出现心电图的异常变化,很少出现心脏压塞或心包缩窄。

复发性心包炎患者应限制剧烈运动,饮食治疗同急性心包炎。老年患者应避免使用吲哚美辛,因其可减少冠状动脉血流。秋水仙碱与微管蛋白结合,抑制细胞核有丝分裂及多形核细胞功能,干扰细胞间胶原移动,因而对复发性心包炎有效,尤其在非甾体抗炎药(NSAID)和糖皮质激素无效时,推荐剂量为 2 mg,1～2 天,随后 1 mg/d。用糖皮质激素时,应避免剂量不足和撤药太快,推荐方案为泼尼松 1.0～1.5 mg/kg,至少用 1 个月,撤药时间不少于 3 个月,如撤药期间症状复发,返回前次剂量 2～3 周后,再开始逐渐减量,撤药行将结束时,建议加用消炎药秋水仙碱或 NSAID,糖皮质激素疗效不佳时,可加用硫唑嘌呤或环磷酰胺。药物疗效不佳、症状严重且复发率高者,在停用糖皮质激素数周后方可考虑心包切除术,心包切除术后再复发者可能由心包切除不完全所致。

三、不伴心脏压塞的心包积液

(一)病因

正常心包腔有 20～50 mL 液体,为血浆的超滤液,>50 mL 称为心包积液,分为漏出液和渗出液。渗出液包括浆液纤维蛋白性(蛋白浓度 2～5 g/dL)、化脓性、浆液血性(血细胞比容约 10%)、血性(血细胞比容>10%)。另外还有胆固醇及乳糜性积液。渗出性心包积液常见于急性非特异性心包炎、结核、肿瘤、放疗及创伤等。药物和结缔组织病、心包切开术后综合征和心肌梗死后综合征等也占一定比例。艾滋病是新出现的心包积液的原因。

(二)诊断

1.临床表现

心包积液的症状和体征与积液增长速度、积液量和心包伸展特性有关。少量心包积液,增长速度慢,心包腔内压力升高不显著,可无任何症状。大量心包积液压迫周围组织和器官可产生各种症状,如呼吸困难、咳嗽、吞咽困难、声音嘶哑、呃逆等。心包积液少于 150 mL 可无阳性体征。积液量多时,心浊音界向两侧扩大;心底部浊音界卧位时增宽,坐位时缩小,呈三角形;心尖冲动消失;听诊心音低而遥远或有心包摩擦音;左肩胛角下触觉语颤增强、叩诊呈浊音、可闻及支气管呼吸音,称为心包积液征,为心包积液压迫左肺下叶所致。

2.超声心动图检查

超声心动图检查对心包积液诊断极有价值,积液超过 50 mL 即可发现,小量心包积液以 M 型超声心动图像较清晰。由于心脏形状很不规则,心包积液分布也不均匀很难精确计算,为临床需要分为小、中和大量心包积液。二维超声心动图检查,少量积液的液性暗区在左室后外侧壁及心尖;中量积液扩展到后壁,暗区>1 cm,特别在收缩期;大量心包积液右心室前壁见暗区,右房受压,在心动周期中暗区围绕心脏。超声心动图检查可提示心包有无粘连,有无分隔性积液,还能观察到心包厚度及心内结构,心脏大小,确定心包穿刺位置。

3.胸部 X 线检查

心包积液在 250~300 mL 时,心影可在正常范围,中至大量心包积液时心影普遍向两侧扩大,心脏正常弧度消失,上腔静脉影增宽,主动脉影变短,呈烧瓶状,心脏搏动明显减弱,肺野清晰。

4.实验室检查

心包液实验室检查包括生物化学、细菌学、细胞学和免疫学等。

5.CT 和 MR 检查

CT 扫描很容易发现心包积液,少于 50 mL 液体均可检出。正常心包厚度在 CT 上测量上限为4 mm,>4 mm 为异常。仰卧位 CT 扫描时,少量的心包积液位于左室与右房之后外侧。心上隐窝扩张是心包积液的一个重要征象,较大量积液形成带状水样密度影包围心脏,积液约在 200 mL 以上。渗出液与血性积液密度较高,似软组织密度。CT 不能区分良性还是恶性病变积液。

MR 和 CT 一样对少量心包积液和局限性心包积液的检出很有价值。右室前壁液体厚度>5 mm 示中等量积液。非出血性的心包积液在 T_1 加权像大多为均匀低信号,而慢性肾功能不全、外伤、结核性心包炎,在心包腔某些区域呈中信号或不均匀高信号,提示含高蛋白及细胞成分液体。信号强度增加区域表示炎性渗出物伴大量纤维物质。血性积液或心包积血,视含血液成分的多少,呈中或高信号。恶性肿瘤所致心包积液为不均匀中或高混杂信号。

（三）治疗

无论何种心包积液，它的临床重要性依赖于：①是否出现因心包腔内压升高，而致的血流动力障碍；②全身性病变的存在及其性质。因此，应当积极治疗原发病，除非有心脏压塞或因诊断需要分析心包积液如急性细菌性心包炎，否则无指征行心包穿刺术。

四、心脏压塞

心脏压塞是指心包腔内心包积液量增加到压迫心脏使心脏舒张期充盈障碍，心室舒张压升高和舒张顺应性降低，心排血量和全身有效循环血量减少。临床表现取决于心包积液增长的速度、心包顺应性和心肌功能。增长速度快，心包来不及适应性伸展，即使积液量为 100 mL，足使心包腔内压力突然上升至 29.3 kPa(220 mmHg)以上，引起急性心脏压塞。急性心脏压塞可在几分钟或 1～2 小时内发生，此时静脉压不能代偿性升高来维持有效血循环，而是通过增加射血分数至 70%～80%(正常 50%)，增加心率及周围小动脉收缩 3 种代偿机制，保证心、脑、肾脏的灌注。如心包积液增长速度缓慢，心包逐渐扩张适应积液量的增加，超过 2 000 mL 时才出现心脏压塞，表现为亚急性或慢性心脏压塞。结核性或肿瘤性心包炎伴严重脱水血容量不足的患者，当心包腔和右房压均衡上升至 0.7～2.0 kPa(5～15 mmHg)就可引起心室充盈受限，心搏量下降，而出现所谓的低压性心脏压塞。

（一）症状

呼吸困难，端坐呼吸或前倾坐位，口唇发绀，全身冷汗，严重者出现烦躁不安，精神恍惚。

（二）体征

1.血压下降，心率增快及脉压变小

心包积液使心排血量降低，心率代偿性增快以维持心排血量和动脉压，保证心、脑、肾脏灌注，同时，外围小动脉阻力增加，结果脉压缩小。

2.颈静脉怒张，呈现库斯莫尔征象

即吸气时颈静脉充盈更明显，其产生机制为右房不能接纳吸气时静脉回心血量。急性心脏压塞、颈部过短、循环血容量不足时可无颈静脉怒张或库斯莫尔征象。

3.奇脉

吸气时桡动脉搏动减弱或消失。因吸气时心包腔内压力下降，回心血量增多,但心脏受束缚,不能相应扩张,导致室间隔左移使左室充盈减少,收缩期血压下降。用袖带测血压检查奇脉,吸气时收缩压下降>1.3 kPa(10 mmHg),正常人吸气收缩压下降<1.3 kPa(10 mmHg),同时肱动脉处听诊,吸气时动脉音比呼气时减弱或消失。检查奇脉不应令患者深呼吸,深呼吸如同 Valsalva 动作,可使脉搏减弱而做出错误的判断。奇脉也见于其他疾病,如阻塞性呼吸道疾病、心源性休克、限制型心肌病、肥胖、高度腹水或妊娠者。

4.心尖冲动不明显

心音遥远,50%可闻及心包摩擦音。

5.肝大、腹水,体循环淤血征象

见于亚急性或慢性心脏压塞。通过代偿机制使肾脏对水钠的重吸收增多,以增加有效循环血量,而血液大部分滞留在体循环的静脉系统,再加之不同程度的静脉收缩,导致静脉压进一步升高。

(三)辅助检查

1.心电图

QRS 波振幅降低,P、QRS、T 波出现电交替时应考虑心脏压塞。若呼吸频率过快,而影响 QRS 电轴变化,常出现假性 QRS 电交替现象。

2.心导管检查

心包腔内压力升高,使心脏在整个心动周期过程中持续受压,心房、心室及肺动脉压升高,舒张充盈不足,心搏量降低。血流动力学特征为肺毛细血管楔压、肺动脉舒张压、右室舒张末压与右房压相等;心搏量降低;同时记录心包内、右心、左心压力显示心包内、右房、右室和左心室舒张末压几乎相等,压力升高一般>2.0 kPa(15 mmHg)。但需注意下列情况:①当心脏压塞时伴有严重低血容量的患者中,心包内压和右房压力相等但只有轻升高;②若在心脏压塞前左心室舒张压已经升高,此时心包内压力和右心压力升高仍相等,但低于左心室舒张末压;③肺动脉和右心室收缩压一般低于 6.7 kPa(50 mmHg),并伴有脉压变小,反映了每搏量的降低;④重度心脏压塞,右室收缩压只稍高于右室舒张压。

3.超声心动图

右房舒张期塌陷,右室舒张早期塌陷,左房塌陷。吸气时通过三尖瓣血流速度增加,而二尖瓣血流速度降低>15%。吸气时右室内径增大而左室内径缩小。二尖瓣 EF 斜率下降。下腔静脉淤血,内径随呼吸的正常变化消失。左室假性肥厚。心脏摆动。心包腔见大量液性暗区。

(四)治疗

心包穿刺或心外科手术排出心包积液,解除心脏压塞是最主要的治疗方法。在紧急情况下某些支持疗法也有一定的治疗作用。静脉输液有助于中心静脉压升高,促进心室充盈,维持心排血量。此外,静脉滴注异丙基肾上腺素和多巴酚丁胺是维持心脏压塞时血循环的有效药物,它可增强心肌收缩力、扩张周围小动脉、缩小心脏体积以减轻心脏压塞,增加心排血量。心脏压塞时避免使用β受体阻滞剂,也不宜单独使用血管扩张剂。

心包穿刺:20世纪70年代前,心包穿刺是在没有超声心动图检查和血流动力学监测下进行的盲目的床边穿刺,危及生命的并发症和死亡的发生率高达20%。目前依据二维超声心动图检查选择穿刺部位,心电监护下心包穿刺,可降低并发症发生率。有人推荐联合进行右心导管检查、动脉压监测和心包穿刺引流和测压,可以评价压塞解除是否充分,可以彻底引流无分隔的心包液体;可以了解存在右房压高的其他原因,在血流动力学监测和透视下行心包穿刺,增加了操作的安全性。心包穿刺时最好使用三通接头,接于18号穿刺针上。三通接头侧管与压力传感器相连,后端连接含有1%利多卡因的注射器,之后可用于抽吸心包积液。穿刺针针座或近端可以经一金属夹与心电图胸导联相连,观察穿刺是否太深损伤心外膜。但必须保证心电图机或心电图监护仪接地以免漏电引起心室纤颤。

心包穿刺部位以剑突下最常用,患者取半卧位20°~30°,背部可垫枕使剑突隆起,穿刺点定在剑突下约5 cm和中线左旁1 cm处。穿刺针与皮肤成锐角,进针后针头向上略向后沿胸骨后推进。此处穿刺优点为肺脏、胸膜不遮盖心脏,穿刺针不穿过胸腔;不会损伤乳内动脉;心包后下方的积液易抽取,但穿刺针需穿过致密组织,如用力较大可能进针过深而撕裂右室、右房或冠状动脉。左第5肋间也是常用的穿刺部位。取坐位于心浊音界内1~2 cm,二维超声心动图定位。穿刺向内、后,按定位方向进针。因左侧心肌较厚,穿通心肌机会少,但针头需经胸腔可使心包积液流入胸腔。若同时伴有左胸腔积液,心包穿刺抽取液体不易辨别液体来源于何处。少量心包积液选此点行心包穿刺不易成功,且有刺伤心肌危险。

五、不同病因所致的急性心包积液

(一)感染性心包积液

1.特发性(非特异性或病毒性)心包炎

急性特发性心包炎在国外占心包炎的首位,国内近年有渐增趋向。病因尚不十分清楚,可能是病毒直接侵入感染或感染后自身免疫反应。在这类心包炎患者中,曾有学者分离出柯萨奇 B、埃可 8 型病毒。目前即使在医疗技术先进的国家,对心包液、血液、咽部分泌物和粪便等进行病毒分离和培养,提供病原诊断的可能性仍不大。推测临床上许多特发性心包炎就是病毒性心包炎,因此急性特发性心包炎亦有称之为急性非特异性心包炎或病毒性心包炎。另因此病预后良好,又有学者将其称为急性心包炎。

(1)病理:早期表现呈急性炎症反应,中性粒细胞浸润,纤维蛋白沉积是急性纤维蛋白性或干性心包炎。心包脏层与壁层表面出现含有灰黄色的纤维蛋白、白细胞及内皮细胞组成的渗出物,呈条团块及微细颗粒状,毛绒绒的样子。炎症反应可累及心外膜下心肌,或心包与心外膜之间、心包与邻近的胸骨和胸膜之间发生炎症性反应至纤维粘连。心包炎症进一步发展,液体渗出增加呈渗出性心包炎。

(2)临床表现。①症状:本病多见于男性青壮年,儿童与老年人也有发生。半数以上病例在发病前 1~8 周曾有上呼吸道感染。前驱症状有发热和肌痛。典型“心包痛”的症状是突然剧烈心前区疼痛,部位和性质多变,常局限于胸骨后和左心前区,可放射至斜方肌、颈部及上肢。咳嗽、深呼吸、吞咽动作、躯体转动时疼痛加剧,前倾坐位疼痛缓解。偶有疼痛局限于上腹部,酷似“急腹症”。若疼痛性质呈压榨感并放射至左上肢又酷似“急性心肌梗死”。有时又与胸膜炎疼痛相似。一般症状持续数天至数周。呼吸与体位变化疼痛加重易与急性肺梗死胸痛相混淆,然而急性肺动脉栓塞后数天,4% 患者会并发急性心包炎,应予注意。心包的痛觉神经经膈神经入胸椎第 4、5 节的脊髓。心包只有壁层前壁,相当于左侧第 5、6 肋间处对痛敏感。疼痛除心包壁层反应外,心包周围组织和胸膜炎症反应及心包积液心包膜伸展等原因,均可引起胸痛。呼吸困难表现为呼吸浅速,以减轻心包和胸膜疼痛。发热或大量心包积液压迫邻近支气管和肺实质或并发肺炎,呼吸困难加重。②体征:心包摩擦音是急性心包炎特有的体征。由于心包膜壁层与心外膜炎症性纤维蛋白渗出,表面粗糙在心脏跳动时两者相互摩擦而产生。听诊时有似搔抓、刮擦高频声音,似近在耳旁,心前区胸骨左缘和心尖部摩擦音最清楚,最好取呼吸暂停或前俯坐位,采用膜式听诊器加压听诊。大多数心包摩擦音与呼吸周期无关,但有时吸气状态下声音较响。心包摩擦音由 3 个时相成分组成,包括心房收缩(收缩期前)、心室舒张快速充盈期和心室收缩。心室收缩期成分,是心包摩擦音最响的成分。心包摩擦音由三相成分组成占 58%~60%,双相 24%,单相仅有心室收缩成分者占 10%~15%,且多在心包炎早期和消退期听到。单相和双相心包摩擦音,需排除器质性心脏病、纵隔嘎吱音和听诊器接触皮肤的人工摩擦音。

(3)辅助检查。①心电图检查:典型心电图变化分 4 个阶段。第 1 阶段,在起病几小时或数天之内,除对应的 aVR、V_1 导联 ST 段常压低外,其他所有导联 ST 段抬高呈凹形,一般<0.5 mV,部分病例可见 P-R 段压低,约 1 周内消失;第 2 阶段,ST 和 P-R 段回到正常基线,T 波低平;第 3 阶段,在原有 ST 抬高导联中 T 波倒置,不伴有 R 波降低和病理性 Q 波;第 4 阶段,可能在发病后数周、数月,T 波恢复正常或因发展至慢性心包炎使 T 波持久倒置。当心包炎心外膜下心肌受损或心包膜不同部位的炎症恢复过程不一致,心电图呈不典型变化,如只有 ST 段抬高或 T 波变化;局限性 ST 和 T 波改变;一份心电图可同时出现心包炎演变过程中不同阶段的 ST 和 T 波变化。如心电图见有 I 度房室传导阻滞或束支传导阻滞,则提示合并广泛性心肌炎症。第 1 阶段 ST 抬高需与以下疾病鉴别。急性心肌梗死,心包炎不出现病理性 Q 波,ST 段抬高时无 T 波倒置,演变过程中在 T 波倒置之前表现为正常心电图;变异性心绞痛,ST 段抬高多为暂时性;早期复极综合征,ST 段抬高常见于青年人,特别是黑种人、运动员和精神科患者,ST 段没有动态演变,P-R 段不偏移。②胸部 X 线检查:急性纤维蛋白性心包炎阶段或心包积液在 250 mL 以下,心影不增大,即使有血流动力学异常,胸部 X 线检查亦可正常。③血白细胞计数正常或增多:分类以淋巴细胞为主;红细胞沉降率增快,心肌酶谱正常,但当炎症扩展到心外膜下心肌时酶谱水平可升高。

(4)鉴别诊断。①急性心肌梗死:急性心包炎早期易与之混淆;发病后 24～36 小时,依临床经过,一系列特征性心电图改变和心肌酶升高可鉴别。②急性主动脉夹层:主动脉夹层发生心包积血,呈血性心包炎时可误诊为急性特发性心包炎,通过超声心动图、CT 或 MRI 检查可获得正确诊断。

(5)治疗:本病自然病程一般为 2～6 周,多数患者可自愈,急性期卧床休息,密切观察心包积液的增长情况,出现心脏压塞即行心包穿刺。胸痛给予止痛药,阿司匹林 0.5 g,每天 4 次或非甾体抗炎药,如吲哚美辛 75 mg/d、布洛芬 600～1 200 mg/d。经上述治疗数天后仍有剧烈胸痛,心包积液量增多或出现血性心包积液倾向,在排除合并感染后采用糖皮质激素治疗,泼尼松 40～60 mg/d。症状一旦缓解即迅速逐渐减量和停用。急性特发性心包炎治疗后,头数周或数月内可复发,复发率达 25%。少数慢性复发性心包炎需用小剂量泼尼松 5～10 mg/d,维持治疗数周甚至半年。病情进展至心包缩窄时,可行心包切除术。

2.结核性心包炎

研究表明,结核病患者中约 4%引起急性心包炎,其中 7%发生心脏压塞,6%发展成心包缩窄,在我国结核病是心包炎的主要原因。患者多通过肺门、纵隔、支气管、胸骨等处直接蔓延,也可通过血行途径将病菌播散至心包,常是急性起病,亚急性发展。急性期心包纤维蛋白沉积伴有浆液血性渗出主要含有白细胞,1~2 周后以淋巴细胞为主,蛋白浓度超过 25 g/L。结核性心包积液的产生可能由于对结核分枝杆菌蛋白的高敏反应。亚急性期心包炎呈现肉芽肿性炎症并有内皮组织细胞、朗格汉斯细胞及干酪样坏死。心包渗液或心包组织中也可出现极低浓度的结核分枝杆菌,与脏、壁层心包增厚伴成纤维细胞增生使两层粘连,若同时伴有渗出,即成慢性或粘连期,此种渗出缩窄性心包炎不常见。其后心包腔内无渗液而心包钙化,部分发展为缩窄性心包炎。

(1)临床表现:有全身性疾病的一般症状及心包炎表现,常有发热、胸痛、心悸、咳嗽、呼吸困难、食欲缺乏、消瘦乏力及盗汗等,心界扩大、心音遥远、心动过速,偶有心包摩擦音。40%~50%合并胸腔积液,大量者可致心脏压塞,出现颈静脉怒张、奇脉、端坐呼吸、肝大、下肢水肿。

(2)诊断:绝对证据应是心包渗液或心包膜病检证实有结核杆菌,但阳性率极低(包括培养),活检为创伤性难以接受。其他如体内任何部位查有结核杆菌或干酪样坏死肉芽肿组织学证据,即可高度提示为结核性心包炎。结核菌素皮试强阳性或抗结核治疗有效,仅是间接依据。聚合酶链反应(PCR)技术检测结核分枝杆菌 DNA 的方法尚待进一步完善。

(3)治疗:确诊或怀疑结核性心包炎患者,能排除病因(如病毒、恶性肿瘤、结缔组织病等者)可予抗结核治疗。三联抗结核化疗:异烟肼 300 mg/d,利福平 600 mg/d 与链霉素 1 g/d 或乙胺丁醇 15 mg/(kg·d),治疗 9 个月可以达满意疗效。

抗结核治疗中仍有心包渗出或心包炎复发,可加用肾上腺皮质激素如泼尼松 40~60 mg/d。可减少心包穿刺次数、降低死亡率,但不能减少缩窄性心包炎的发生。

外科治疗:心包缩窄、心脏压塞或渗出缩窄心包炎均是手术切除心包的指征,争取及早进行。

3.细菌性(化脓性)心包炎

化脓性心包炎自抗感染药物使用后,较以往减少,主要致病菌由肺炎链球菌、溶血性链球转为葡萄球菌及革兰氏阴性杆菌、沙门菌属、流感嗜血杆菌和其他少见病原体。通常感染由邻近胸、膈下疾病直接蔓延或血行传播。当前成年人化脓性心包炎与胸外科术后或创伤后感染、感染性心内膜炎有关。

(1)临床表现:化脓性心包炎发病开始为感染所致的高热、寒战、盗汗和呼吸困难。多数无"心包痛"。心包摩擦音占半数以下,心动过速几乎都有,易被漏诊,颈静脉怒张和奇脉是主要的心包受累依据,且预示将发生心脏压塞。

(2)诊断:根据病史、体检再结合辅助检查血白细胞升高、胸部X线示心影扩大、纵隔增宽;ECG示ST-T呈心包炎特征改变,交替电压示有心脏压塞可能,P-R延长、房室分离或束支传导阻滞。

心包液检查多核白细胞增多、可有脓细胞,葡萄糖定量水平降低,蛋白含量增加,乳酸脱氢酶明显增高。

对高度怀疑患者应迅速作超声心动图检查确定是否心包积液或判断有无产气菌感染所形成的粘连所致的小腔积液。

(3)治疗:使用足量抗生素外,应行心包切开引流,必须彻底引流,大剂量抗生素控制感染后维持2周。

4.真菌性心包炎

(1)病因:组织胞浆菌是真菌性心包炎最常见的病因,多见于美国。年青者和健康人由于吸入鸟或蝙蝠粪便中的孢子而患病。在城市则与挖掘或建筑物爆破有关。

球孢子菌性心包炎与吸入来自土壤与灰尘的衣原体孢子有关。

其他真菌感染引起心包炎包括曲霉、酵母、白色念珠菌等。引起真菌感染传播的危险因素,包括毒瘾者、免疫功能低下、接受广谱抗生素治疗或心脏手术恢复期。

(2)病理解剖:组织胞浆菌性心包炎,心包液增长迅速、量大,可为浆液性或血性,蛋白量增加,多形核白细胞增加。其他病原真菌性心包炎,渗液增长较慢。组织胞浆菌和其他真菌性心包炎,心包渗出液偶尔可机化,心包增厚,心包缩窄和钙化。

(3)临床表现:几乎所有组织胞浆菌心包炎患者都有呼吸道疾病、明显的"心包痛"及典型心电图改变。胸部X线片异常,95%心影增大,胸腔积液和2/3患者胸腔内淋巴结肿大。组织胞浆菌心包炎典型表现为急性自限性播散感染,40%以上患者有血流动力学变化或心脏压塞症状,罕见发生严重长期播散感染,如发热、贫血、血白细胞计数下降、肺炎-胸腔综合征、肝大、脑膜炎、心肌炎或心内膜炎等症状不常见。严重播散感染多半在婴幼儿、老年男性和应用免疫抑制剂者。

(4)诊断。组织胞浆菌心包炎诊断依据:①永久居住或旅行至流行病区;②青年人或健康成年人,疑心包炎时,补体结合滴定度升高至少1:32;③免疫扩散试验阳性。多数患者滴定度并不进行性升高,因为心包炎通常发生在轻或无症状肺炎后,则第1次测定时滴度已升高。组织胞浆菌素皮试对诊断没有帮助。组织胞浆菌心包炎多发生在严重播散性感染情况下,必须与结节病、结核、霍奇金淋巴瘤及布氏菌病鉴别。组织胞浆菌进行性播散时,组织学检查和培养是重要的,可从肝、骨髓、溃疡渗出液或痰接种于萨布罗琼脂培养基或荷兰猪,随后传代培养。

球孢子菌感染是一局限性或播散性疾病。一般为良性,有时少数发展为急性的播散性致死性的真菌病。此病常发生在美国圣华金山谷,后又在南美、非洲发现。本病不经人传染,多因吸入孢子后感染。本病不易由流行区带至其他非流行区,因非流行区不具备流行区的条件。

诊断球孢子菌性心包炎依据:①有接触流行病区尘土的病史;②有球孢子菌播散至肺和其他器官的特征性临床表现;③感染早期血清学检查沉淀反应、补体结合试验阳性;④活体组织病理检查见特征性的小体。球孢子菌素皮试往往阴性。明确诊断要根据萨布罗琼脂培养鉴定。

其他真菌性心包炎如怀疑由其他真菌引起的心包炎,应做相应的补体结合试验。念珠菌性心包炎对血清学检查和沉淀试验不敏感,也不具有特异性,心包膜活检见真菌感染的特征和心包渗液培养有真菌生长,对诊断念珠菌心包炎有重要意义。

(5)治疗:组织胞浆菌心包炎一般属良性,在2周内缓解,不需要两性霉素B治疗,可用非固醇类消炎药治疗胸痛、发热、心包摩擦音和渗出。大量心包积液致心脏压塞,则需紧急心包穿刺或心包切开引流。心包钙化缩窄不常见。若同时伴有全身严重感染播散可静脉注射两性霉素B。

非组织胞浆菌心包炎较罕见,不会自然缓解,多死于原发病或真菌性心包炎及心肌受累。心包炎伴有球孢子菌播散,曲霉病、芽生菌病时的药物治疗可用两性霉素B静脉注射。南美芽生菌病尚需用氨苯磺胺。伴有真菌败血症和播散感染的念珠菌性心包炎用两性霉素B治疗并心包切开引流。许多非组织胞浆菌的真菌性心包炎,慢性心包炎真菌感染能发展为严重的心包缩窄,而心脏压塞并不常见,因此,心包切开引流是常用的治疗方法。心包内注射抗真菌药不一定有帮助。

长时间应用两性霉素 B 常伴随严重毒性反应,故强调组织学检查或培养后获得正确诊断的重要性。

伊氏放线菌病和星形诺卡菌属真菌与细菌中间类型,这类病原体可引起无痛性感染,也可由胸腔、腹腔或颜面脓肿侵入心包,发展至心脏压塞和慢性缩窄性心包炎。

5.寄生虫性心包炎

寄生虫性心包炎极为少见。肠溶组织阿米巴可通过血源性播散或肝脓肿破入心包而引起心包炎。文献已报告 100 例棘球蚴引起的心包炎,它常由入侵部位蔓延至心包或在心肌形成的囊肿破入心包腔而引起心包炎。

(二)非感染性心包积液

1.急性心肌梗死后综合征(Dressler 综合征)

急性心肌梗死后综合征,多发生于急性心肌梗死后数周至数月,最常见是 2~3 周。急性起病伴发热、心包炎和胸膜炎。估计 Dressler 综合征发生率约 40%。近年发生率有显著下降。急性心肌梗死溶栓治疗成功再灌注者中,Dressler 综合征极罕见。其发生机制尚不完全清楚,可能是机体对坏死心肌组织的一种自身免疫反应,因 Dressler 综合征患者血中可测到抗心肌抗体;抑或是心肌梗死处血液渗入心包腔引起心外膜迟发免疫反应;也可能由于心肌梗死创伤激活心脏内静止或潜在的病毒。临床表现需与急性心肌梗死、早期心包炎、梗死延展和梗死后心绞痛相鉴别。

(1)病理解剖:心包膜呈非特异性炎症改变、纤维蛋白沉着。与梗死早期心包炎不同,早期心包炎,心包膜炎症改变仅覆盖在梗死灶局部范围,Dressler 综合征病理改变呈弥漫性。

(2)临床表现:急性心肌梗死后数周至数月内偶见于 1 年后发病,可反复发作。急性起病,常见症状为发热、全身不适、心前区疼痛和胸痛。疼痛性质与程度有时易误诊再梗或梗死后心绞痛。查体可闻及心包摩擦音,有时可听到胸膜摩擦音,持续 2 周。心包积液少至中等量,大量心包积液心脏压塞少见。心包积液为浆液性或浆液血性,偶为血性积液。血化验检查白细胞增多,红细胞沉降率增快,胸部 X 线片心影扩大,单侧(常为左侧)或双侧胸腔积液,有时可见肺内渗出阴影。超声心动图检查示心包积液。而心肌梗死后可有1/4 患者出现少量心包积液,且临床无症状,但并非是 Dressler 综合征。心电图表现除原有的心肌梗死,ST-T 改变外,部分患者有急性心包炎典型 ST-T 改变。

(3)鉴别诊断。①急性心肌梗死早期心包炎:多于梗死后 1 周内发生,常为前壁和广泛前壁心肌梗死,扩展到心外膜引起局限性心包炎,急性心肌梗死头48小时即可听到心包摩擦音,持续2～3天,超过3天提示预后不良。②心肌梗死延展或再梗死(Dressler综合征):具有特征性"心包痛",与呼吸、体位有关,对硝酸甘油治疗无反应;心电图无新Q波出现;CK-MB无明显上升,有时心包炎症浸润心外膜下心肌,使CK-MB轻度升高。③心肌梗死后长期抗凝治疗继发血性心包积液:X线胸片发现心包积液,肺部浸润性阴影,少数有咯血症状者,还需与肺炎和肺梗死相鉴别。

(4)治疗:Dressler综合征是自限性疾病,易复发,预后良好。突发的严重心包炎应住院观察,以防发生心脏压塞。发热、胸痛应予卧床休息,常用阿司匹林或非甾体抗炎药治疗。Dressler综合征为中等或大量心包积液或复发者,可短期内用肾上腺皮质激素治疗,如泼尼松40 mg/d,3～5天后快速减量至5～10 mg/d,维持治疗至症状消失,红细胞沉降率恢复正常为止。有报道秋水仙碱可治愈Dressler综合征复发性激素依赖性心包炎,其效果有待进一步证实。患Dressler综合征后停用抗凝剂,以免发生心包腔内出血。心脏压塞即行心包穿刺。Dressler综合征引起缩窄性心包炎则行心包切除术。

2.肿瘤性心包积液

(1)病理解剖:尸解资料肿瘤性心包炎占心包病的5%～10%。肺癌、乳腺癌、白血病、霍奇金淋巴瘤和非霍奇金淋巴瘤占恶性心包炎的80%,除此之外还包括胃肠道癌肿、卵巢癌、宫颈癌、肉瘤、平滑肌肉瘤、多发性骨髓瘤、纵隔畸胎瘤、胸腺瘤和黑色素瘤。

原发性心包肿瘤:原发性心包恶性肿瘤罕见,以间皮瘤占优势,其次为良性局限性纤维间皮瘤、恶性纤维肉瘤、血管肉瘤、脂肪瘤和脂肪肉瘤、良性和原发性恶性畸胎瘤。原发性心包肿瘤罕见,偶有与先天性疾病,如结节性硬化症并存报告。分泌儿茶酚胺嗜铬细胞瘤,也是罕见的原发性心包肿瘤。在一些艾滋病患者中,由于卡波济肉瘤和心脏淋巴瘤,引起心包膜和心脏恶性肿瘤病例数增多。感染艾滋病病毒早期可出现心脏压塞,必须与化脓性心包炎及心包恶性肿瘤鉴别,以排除这些疾病。

心包转移肿瘤:癌肿转移途径如下。①纵隔恶性肿瘤扩散和附着到心包;②肿瘤小结由血行或淋巴播散沉积于心包;③肿瘤弥漫性浸润心包;④原发性心包肿瘤,心包膜局部浸润。大多数病例,心外膜和心肌不受累。

肿瘤性心包积液:肿瘤性心包炎渗液呈现浆液血性,发展迅速,可致急性或亚急性心脏压塞。心包肿瘤如肉瘤、间皮瘤和黑色素瘤,能侵蚀心室腔和心包腔内血管,引起急性心包扩张和意外的致死性心脏压塞。心包增厚和心包腔内渗液(渗出-缩窄性心包炎)或肿瘤生长把整个心脏包裹,形成缩窄性心包炎。

纵隔肿瘤并发心包积液:并非均为恶性,纵隔淋巴瘤和霍奇金淋巴瘤常出现无症状心包渗液,这些暂时性心包渗液,推测可能是淋巴回流障碍的结果。纵隔胸腺瘤和原发性心脏肿瘤也可并发暂时性心包积液。

(2)临床表现:肿瘤心包炎可无症状仅在尸解时发现。在不明原因的急性心包炎中,估计肿瘤病因占5%。心脏压塞有时是某些癌肿、白血病或原发性心包肿瘤的首发症状。

呼吸困难是恶性心包炎常见症状,其次包括胸痛、咳嗽、胸廓畸形和咯血。心音遥远和偶闻心包摩擦音。大多数患者是在心脏压塞、颈静脉怒张、奇脉及低血压时而被确诊。

(3)辅助检查:胸部X线90%以上有胸腔积液、心脏扩大、纵隔增宽、肺门肿块或偶见心脏阴影轮廓呈不规则结节状。

(4)心电图检查:心电图呈非特异性改变。心动过速、ST-T改变、QRS低电压和偶见心房纤颤。有些患者的心电图呈持续心动过速、心包炎早期心电图表现。心电图出现房室传导障碍,暗示肿瘤已浸润心肌和心脏传导系统。

(5)诊断和鉴别诊断:癌肿患者并发心包炎并非均是癌肿疾病本身所引起,如放疗后心包炎,免疫抑制剂治疗诱发结核性或真菌性心包炎。有少数报告,静脉注射化疗药物多柔比星(阿霉素)、柔红霉素时发生急性心包炎。

肿瘤性心包炎心脏压塞,必须与癌肿患者因其他原因出现的颈静脉怒张、肝大、周围水肿相鉴别。引起这些症状重要原因包括:①多柔比星的心肌毒性或原有心脏病者,左右心功能不全进行性加重;②上腔静脉阻塞;③肝肿瘤门脉高压;④肿瘤播散至肺微血管继发性肺动脉高压。

超声心动图检查可帮助探测心包腔中不规则肿块。CT和MRI检查除可显示心包积液外,还能了解肿瘤位置与心包膜、纵隔和肺之间关系。

心包穿刺和心导管:超声心动图检查发现大量心包积液疑有心脏压塞的癌肿患者,采用心包穿刺留置导管同时联用,可以鉴别。①上腔静脉阻塞,可能同时并存肿瘤性心包炎,心脏压塞,致面部水肿,颈静脉扩张,心导管还能协助区分;②发绀、低氧血症和肺血管阻力升高,不一定是心脏压塞特征。当心包穿刺后,患者的低氧血症和持续性呼吸困难仍存在,强有力支持肺微血管肿瘤(肿瘤性淋巴炎肺播散)。在右心导管肺毛细血管嵌顿处取血样标本,进行细胞学检查能获得诊断的证据。

由于心包积液外观不能区别心包炎的原因是肿瘤性、放射性抑或是特异性病因，需要精细的心包积液细胞学检查鉴别。细胞学检查结果对85%的恶性肿瘤心包炎可提供诊断依据。癌肿性心包炎，假阴性细胞学是不常见，但不包含淋巴瘤和间皮瘤。对怀疑肿瘤性心包炎者，心包积液检查应包括癌胚抗原以提高诊断的阳性率。假如细胞学检查结果阴性，可能要求切开心包进行活检。心包活检的标本要够大，能对90%以上病例提供组织学诊断，如标本太小可有假阴性诊断。对危急患者切开心包活检有一定危险，值得注意。经皮光导心包腔镜活检是一种新的介入检查方法，可用于怀疑心包腔肿瘤者。

(6)预后：肺癌和乳腺癌是肿瘤性心包炎心脏压塞最常见原因。肿瘤性心包炎自然史根据原发恶性肿瘤疾病类型而决定。两组统计分析，恶性肿瘤心脏压塞经治疗患者的自然史，平均生存4月，25%生存1年。乳腺癌致肿瘤性心包炎预后明显好于肺癌或其他转移癌性心包炎。有学者报告肺癌患者的心包炎心脏压塞外科治疗，平均生存期仅3.5月，相反乳腺癌平均生存9月，有幸者最长生存5年以上。

(7)治疗：肿瘤性心包积液根据患者具体情况而定，如有无心脏压塞的临床表现，有无特异性有效的治疗和恶性肿瘤病程的阶段。终末期衰竭患者，通过治疗改变预后是无希望的，在这种情况下，诊断顺序要简化，治疗目的是减轻症状，改善最后数天或数周的生活质量。90%～100%肿瘤性心包炎心脏压塞者，采用心包穿刺留置导管方法抽取心包积液，能有效地缓解相关症状，出现并发症风险低(<2%)。若心脏压塞复发，可在局麻下行剑突下心包切开术，缓解症状成功率高，并发症发生率低。左侧开胸部分心包切开术(开窗术)与剑突下心包切开术相比，无更多的优点，现已少用。

一种经皮球囊心包切开术，对恶性肿瘤心包积液处理是一种有前途的新技术。有用此种方法治疗50例大量心包积液和心脏压塞的经验。并发症包括2%冠状动脉撕裂，12%发热，胸腔积液需行胸腔穿刺或放置引流者占16%。虽然，早期并发症发生率高，但对恶性心包积液的处理，尚无循证医学证据证实经皮球囊心包切开术的效果优于导管心包穿刺术或剑突下心包切开术。

已接受有效的化疗和激素治疗的恶性肿瘤患者，其无症状性心包积液可用超声心动图动态观察心包积液进展情况。大量心包积液和心脏压塞，除心包穿刺抽液外可并用药物治疗如四环素和其他化学制剂注入心包腔内，目的是使心包膜硬化和心包腔闭合。与导管心包腔穿刺和剑突下心包切开抽液比较，至今没有使人信服的证据证实心包腔内滴注药物能改善预后。心包腔内滴入药物的不良反应包括胸痛、恶心、高热,房性心律失常和迅速发展成心包缩窄。

对放疗敏感的肿瘤,放疗是一个重要的选择。大约一半恶性心包炎是对放疗敏感的肿瘤引发,对这种治疗有反应。一组 16 例乳腺癌患者并恶性心包积液,11 例放疗后明显改善。7 例白血病或淋巴瘤继发性恶性心包积液,放疗 6 例改善。

1/4 恶性心包积液患者很可能生存时间少于 1 年。在癌肿者伴有复发性心包积液和心包缩窄,如有:①对系统性抗癌治疗有潜在反应;②期望生存时间延长 1 年以上,可考虑外科广泛心包切除术。

3.尿毒症性心包炎

可分为尿毒症心包炎和透析后心包炎,由于透析疗法的进展,发生率较前明显降低。其发病多为综合因素:尿素氮等毒性物质所致包膜化学性炎症;营养不良免疫功能低下,频发细菌、病毒感染极易波及心包;患者血小板功能和凝血功能障碍、纤溶活性降低,导致出血性心包炎或出血纤维性心包炎,增加心脏压塞的危险;免疫功能异常;容量超负荷;患者甲状旁腺功能亢进,钙盐增加,沉积心包;伴有高尿酸血症、低蛋白血症,也增加其发生。

(1)临床表现:持续心前区疼痛,随体位变化而加剧、发热等;心包摩擦音、血压下降;心界扩大、肝大、奇脉等心脏压塞症状。如临床无典型心前区疼痛及心包摩擦音,仅靠超声心动图检查难以诊断尿毒症心包炎。

(2)治疗:血液透析是有效的治疗措施,应尽早进行。尽量减少肝素用量、避免出血致心脏压塞,必要时行无肝素透析或作体外肝素化法。积液量大者可行心包穿刺或心导管心包腔内引流术,放液后心包腔内注入甲泼尼龙 60~100 mg可助炎症吸收。若心脏压塞持续存在或反复出现心包积液,上述治疗无效或已发展至心包缩窄可行心包切除术。

4.放射性心包炎

(1)病因:放射性心包炎是乳腺癌、霍奇金淋巴瘤和非霍奇金淋巴瘤放疗的严重并发症。放疗对心肌和心包的损伤取决于:①放疗的剂量;②治疗次数和治疗时间;③放疗照射区所包括心脏的容积;④^{60}Co 与直线加速器比较,^{60}Co 照射量分布不均匀。

霍奇金淋巴瘤放疗过程中 60% 心影在照射野内,经 4 周剂量<4 000 rad 治疗,放射性心包炎发生率为 5%~7%,超过此剂量放射性心包炎发生率急速上升。当整个心包膜暴露在照射野内,心包炎发生率为 20%。若隆突下用防护垫保护心脏,发生率可降至 2.5%。

乳腺癌放疗,在照射野内心脏容积少于30%,可耐受6周以上,6 000 rad治疗,放射性心包炎发生率<5%。

目前认为放射性心包炎多发生在放疗后数年,临床表现呈慢性心包积液或缩窄性心包炎。

(2)病理解剖:放射性心包炎表现为纤维蛋白沉积和心包膜纤维化。急性炎症阶段心包积液可以是浆液性、浆液血性或血性,蛋白和淋巴细胞成分增多。初期炎症反应性渗液可以自然消退,若浓稠的纤维蛋白渗液继续增多,使心包粘连、心包膜增厚和心包小血管增殖则形成慢性渗出性心包积液、缩窄性心包炎及放疗常引起的渗出-缩窄性心包炎。

放疗有时可损伤心肌,致心肌间质纤维化、瓣膜增厚、主动脉瓣关闭不全、主动脉炎、不同程度房室传导阻滞,心肌内小动脉纤维变性增厚,可伴有心内膜纤维化或弹力纤维增生、心肌纤维化,亦可发展成限制型心肌病,与放疗后缩窄性心包炎并存。

(3)临床表现:少数表现为急性心包炎症状,发热、心前区痛、食欲减退、全身不适,心包摩擦音和心电图异常。迟发性心包炎常在放疗后4个月至20年,最常见在12个月内,出现急性非特异性心包炎或无症状性心包积液和胸腔积液,在数月或数年内逐渐消退。约50%患者呈慢性大量心包积液,伴有不同程度心脏压塞,病程长者可出现心包缩窄的临床表现。

(4)诊断及鉴别诊断:放射性心包炎常与原有的恶性肿瘤所引起的心包炎相混淆。肿瘤转移或浸润的心包炎常为大量心包积液、心脏压塞。心包积液细胞学检查,85%病例能确定原发灶。若霍奇金淋巴瘤临床治愈数年后心包炎、心包积液症状仍存在,则放射损害比恶性肿瘤转移的可能性更大。放疗可诱发甲状腺功能低下,而发生心包积液,发生率约25%。病毒感染所致而发生心包炎均需与放射性心包炎相鉴别。

(5)治疗:放疗后无症状心包积液,定期随访,不需特殊治疗。大量心包积液、心脏压塞或为明确诊断进行组织学检查需做心包穿刺术。严重顽固疼痛和威胁生命的心包积液可用激素治疗。反复大量心包积液,严重渗出-缩窄性心包炎行心包切除术,手术死亡率为21%,而非特异性缩窄性心包炎手术死亡率则为8%,明显低于放射性心包炎。术后随访5年生存率为5%,而其他病因心包切除术,5年随访生存率为83%。

5.风湿性心包炎

在19世纪心包炎最常见病因是急性风湿热,它与严重的风湿性心内膜炎多并存。目前,风湿性心包炎不常见,发生率为 5%～10%。风湿性心包炎为自限性心包炎,可自然消消退,发展为慢性钙化缩窄性心包炎极罕见。

(1)病理解剖:风湿性心包炎特点为浆液纤维蛋白或脓性渗液。急性活动期 IgG、IgM 和补体沉着在心包膜表面,但心包炎发病机制是免疫机制或是单纯的非特异性炎症反应尚不清楚。

(2)临床表现及诊断:风湿性心包炎常发生在急性风湿热初期,无临床症状或有典型心前区痛和急性风湿热的其他症状,如发热、全身不适和关节痛。出现心包炎常表示有弥漫性全心炎。风湿性心包炎诊断依据包括胸痛、心包摩擦音或超声心动图显示出心包积液,结合 Jones 修正的急性风湿热临床诊断标准和 A 族溶血性链球菌感染证据。儿童风湿性心包炎并不少见,所以对心包炎患儿应迅速查找急性风湿热的相关证据。

儿童或青年人出现心包炎、发热、关节痛和皮疹等,应与病毒疹、莱姆病、感染性心内膜炎、青年型类风湿性关节炎、系统性红斑狼疮、克罗恩病、过敏性紫癜或镰状细胞危象相鉴别。

(3)治疗:按急性风湿热治疗,包括卧床休息,注射青霉素,若发生心力衰竭时加用地高辛。胸痛者可给予阿司匹林 600 mg,每天 3 次或 4 次,也可用激素治疗。少量或中等量心包积液常可自然消退,不需要进行心包穿刺抽液,除非为了明确急性风湿热的诊断。

6.系统性红斑狼疮性心包炎

系统性红斑狼疮性心包炎多发生在疾病活动期,是该病最常见的心血管系统表现。临床发生率为 20%～45%。超声心动图检查发现异常的百分率更高。尸解检出率为 43%～100%,平均为 62%,心包炎多为纤维蛋白性或渗出性。心包液可能是血浆性或肉眼血性。蛋白含量高,葡萄糖量正常或减少,白细胞计数 $<10\times10^9$/L,补体水平低,偶可发现红斑狼疮细胞。

心脏压塞发生率<10%,发展为缩窄性心包炎者罕见。有时心脏压塞是红斑狼疮首发症状。红斑狼疮心包炎可伴有心肌炎、心内膜炎,传导系统炎症和冠状动脉炎,偶可引起心肌梗死。

(1)临床表现:红斑狼疮患者出现胸痛,心包摩擦音或 X 线检查心影增大,心电图呈急性心包炎的特点。因心包炎常发生在疾病活动期,常与肾炎同时并存,其血清补体明显升高,抗核抗体阳性和红细胞沉降率增加,可查到红斑狼疮细胞。

红斑狼疮患者,用免疫抑制药物、糖皮质激素和细胞毒性制剂治疗过程中,若超声心动图发现新近心包积液,胸部X线检查心影增大,胸腔积液和肺实质性浸润,需细心的体格检查、血培养、结核菌素皮试以排除并发化脓性、真菌性或结核性心包炎。

(2)治疗:针对原发病治疗,如糖皮质激素和免疫抑制剂。可采用中到大剂量糖皮质激素类药物。如泼尼松 1.0~1.5 mg/(kg·d),1~5 天内不见症状好转,可考虑在原剂量上增加 10% 剂量,待病情缓解,减少用量,泼尼松 15 mg/d 或隔天 30 mg 维持治疗,一般为 6~12 个月不等。大量心包积液心脏压塞时行心包穿刺术,反复出现心包积液和发展成缩窄性心包炎,可选择心包切除术。

7.类风湿心包炎

尸检发现,50% 类风湿关节炎患者合并陈旧性纤维蛋白粘连性心包炎。生前诊断 10%~25%,表现为一过性或大量心包积液心包炎征象。50% 慢性类风湿关节炎者,超声心动图检查可显示有心包积液。心包炎多见于严重类风湿关节炎,包括关节强直、畸形、皮下类风湿结节、肺炎和类风湿因子阳性。偶尔,血清类风湿因子阴性患者亦可发生类风湿性全心炎。

成人类风湿性心包炎能引致心脏压塞和渗出性缩窄心包炎及缩窄性心包炎。成人 Still 病、约 6% 青年型类风湿关节炎,可出现心包炎心脏压塞。心包炎同时伴有心肌炎的发生率以男性为主。

(1)病理解剖:心包膜典型病理改变为心包血管炎,非特异性纤维素性增厚粘连,偶见类风湿结节。心包渗液呈浆液性或血性,蛋白超过 50 g/L,葡萄糖 <2.5 mmol/L,胆固醇水平升高,白细胞计数在 $(20~90)\times10^9$/L 之间,类风湿因子阳性,补体活性减低,心包膜见 $CD8^+$ T 细胞浸润。当类风湿结节侵犯心肌、心瓣膜时,能引致主动脉瓣、二尖瓣关闭不全。

(2)临床表现:关节肿胀僵痛、发热、心前区痛和心包摩擦音、胸膜炎。胸部 X 线检查心影扩大,65% 患者出现单侧或双侧胸腔积液。心电图表现为非特异性 ST-T 改变、房室传导阻滞。超声心动图检查几乎一半患者有心包增厚和积液。虽然类风湿性心包炎是自限性和良性的,但 3%~25% 患者突然出现心脏压塞或因免疫复合物沉着在心包膜上而发展为渗出-缩窄性或缩窄性心包炎,且男性多于女性。

(3)治疗:有症状的心包炎者可用阿司匹林 0.6~1.0 g,每天 3~4 次,或非甾体抗炎药如吲哚美辛 25 mg,每天 2~3 次。大量心包积液、心脏压塞行心包穿刺术,4%~20% 患者需心包切除术,使血流动力学得到最大改善。

8.心包切开术后综合征

心包切开术后综合征是指心脏手术一周后出现发热、心包炎、胸膜炎。此综合征首先发生在风湿性心脏病二尖瓣手术患者,认为是风湿热的复发,随后,在非风湿性心脏病的患者进行心脏手术后也会出现这一综合征。在埋藏式心脏起搏器起搏导管引起心脏穿孔、胸部钝挫伤、心外膜植入心脏起搏器及冠状动脉成形术导致冠状动脉穿孔时,可同样出现心包切开术后综合征的临床特征。

心包切开术后综合征发病率在 10%～40% 之间,儿童发病率高于成人。有报道预激综合征心脏外科手术治疗导致本综合征的发生率为 31%。

同 Dressler 综合征类似,心包切开术后综合征被假设为心肌自身的免疫反应,可能同一种新的或再活化的病毒感染有关。Engle 及其同事曾用实验证明,进行过心包切开术的某些患者其血浆中出现抗心肌抗体,效价水平同综合征发病率呈正比关系。约 70% 心包切开术后综合征患者血浆抗心肌病毒抗体效价升高;而无此综合征患者仅 8% 升高,抗心肌抗体阴性,这暗示,病毒感染可能是个触发或随意因素。在 2 岁以下进行心脏手术的儿童中,患心包切开术后综合征甚为罕见。这一发现,说明同各种病毒暴露的时间有关,或是对经由胎盘的保护性抗体有关。

(1)病理解剖:心包切开术后综合征,心包组织无特异性改变,心包操作和积血可能引起心包粘连,心包膜增厚,偶有纤维化心包腔闭合,导致缩窄性心包炎。心包膜产生的组织型纤维蛋白溶酶原激活素,在心脏手术拖长时间,伴随心包间皮损伤和炎症时,分泌激活素减少影响心包纤维蛋白的溶解,导致术后心包炎和心包粘连。心包积液呈稻草黄色、粉红色或血性,其蛋白含量大于 45 g/L,白细胞计数 $(0.3\sim8.0)\times10^9/L$。

(2)临床表现:通常在心脏手术后 2～3 周急性起病,其特征为发热、乏力和胸痛。有些病例手术后一周内即持续发热。胸痛是急性心包炎的特征,胸痛性质类似胸膜炎。其他非特异性的炎症表现包括红细胞沉降率加快,多形核白细胞升高。

几乎所有患者在心脏手术后头几天可闻及心包摩擦音,大多数于 1 周内消失而不发生此综合征。X 线检查约 1/3 的患者左侧或双侧胸腔积液,1/10 患者有肺浸润,半数患者有短暂性的心影扩大。心电图表现为非特异性 ST-T 改变和阵发性房性心动过速。超声心动图可提示心包积液存在和心脏压塞的证据。心脏手术后心包渗血极为普遍,术后 10 天内有 56%～84% 患者有心包积液。诊断心包切开术后综合征需与术后其他原因,包括感染引起发热相鉴别。

（3）治疗：心包切开术后综合征有自限性，但长期迁延可致残。发热和胸痛可用阿司匹林或非甾体抗炎药加以缓解。用药后 48 小时内无效可使用激素治疗。手术后头 6 个月此综合征多有复发。约 1% 成年人心脏手术后平均 49 天发生心脏压塞，同时伴有发热、心包摩擦音及典型"心包痛"。抗凝治疗与心包切开术后综合征伴发心脏压塞无关。心脏压塞行心包穿刺处理，反复的心脏压塞需要进行心包切除术。发生缩窄性心包炎罕见，多出现在心包切除术后综合征后的数月至数年。

9.创伤性心包炎

创伤性心包炎除贯通伤和非贯通伤，其他外伤性心包炎的重要原因，包括食管癌、食管腐蚀或布尔哈夫综合征突发食管破裂，食管内容物流入心包腔或为食管胃切除术后的并发症。意外事件，吞咽牙签或鱼骨致食管穿孔而发生心脏压塞和迟发缩窄性心包炎。食管破裂外伤性心包炎，常伴随严重糜烂性心包炎症和感染。食管破裂或穿孔可发展成食管心包瘘。上述病情，虽有内科治疗瘘管可以自然闭合报道，也常需外科立即手术，但死亡率高。心包炎也可继发于胰腺炎，此时心包积液淀粉酶含量高，而心脏压塞或胰腺心包瘘罕见。急性酒精性胰腺炎，心包积液发生率明显高于对照组。恶性疾病或胃、胆管、大肠和气管外科手术并发溃疡形成，可致心包瘘管。

心包外伤也可出现不常见的外伤性症状，包括心脏通过心包裂口形成心脏疝或心脏半脱位所引发心血管虚脱和心包内膈疝。心脏疝能被 CT 和 MRI 所诊断。左肺根部切除术和部分心包切除术可发生在胸心脏疝。脐疝手法复位引起肠襻心包内疝罕见，超声心动图可提供诊断。

10.心脏手术及心导管术后心包积血

心脏外科术后或心导管检查、安装起搏器过程中或术后并发心包积血，可导致急性心脏压塞和慢性缩窄性心包炎。一组报道 510 例进行心脏外科手术后连续发病者，其中 2% 在术后 1～30 天内（平均 8 天）发生心脏压塞。心脏外科手术后至少有一半患者，可用超声心动图探测出小量心包积液，大量心包积液心脏压塞常见于服抗凝药者，且比服用阿司匹林患者多 10 倍。术后心脏压塞占心脏外科术后不明原因低血压病例的 10%，会与血容量不足或心力衰竭相混淆，右室压缩继发肝充血可能误诊术后肝炎等。

床旁作食管超声检查是鉴别术后完全性或局限性心脏压塞的必不可少的诊断工具。两者在临床和超声上的心脏压塞表现是有区别的。对心脏周围或大面积局限性心包积液的处理可用二维超声引导下作经皮导管心包穿刺术。对心脏后壁局部心包积液或局部血栓的患者,应在手术室内作外科心包切开清除处理。Friedrich 等在 6 年中连续观察 11 845 例,心导管操作时心脏穿孔和急性心脏压塞发生率,二尖瓣球囊成形术时心脏穿孔占 4.2%,主动脉瓣球囊成形术占 0.01%,对这类患者实施心包穿刺术半数有效,而其余患者则要外科手术修补穿孔。经静脉的右心室内膜心肌活检,心脏穿孔和/或心脏压塞发生占 1.5%,冠状动脉成形术占 0.02%,冠状动脉内支架植入较少见。引起心包积血和心脏压塞其他原因,包括胸骨骨穿、食管镜和纵隔镜检查。近年报道,食管静脉曲张用内镜硬化治疗亦是引起急性心包积血和随后发展为心包炎和心脏压塞的原因。植入螺旋固定心房电极的起搏器约 5% 发生急性心包炎并伴有心包积液,需要抗感染治疗。

11.黏液水肿性心包炎

黏液水肿患者常并发心肌病,1/3 并发心包积液、胸腔积液和腹水。心包积液机制可能是水、钠潴留,淋巴液引流缓慢和毛细血管外渗蛋白增加。心包积液常呈清或淡黄色,偶尔像黏液胶状物。积液所含蛋白和胆固醇浓度升高,少量白细胞或红细胞。黏液水肿患者心包积液增长速度很缓慢,容量可达 5~6 L,虽已压迫心脏,但仍无代偿性心动过速和其他心脏压塞症状,胸部透视时意外发现心脏明显扩大。曾有报道巨舌可作为甲状腺功能低下和心包积液静脉压升高的特征。大量心包积液患者,常是甲状腺功能低下特征,尤其是婴儿和老年患者,往往心包积液是唯一的体征。纵隔放疗后,患者出现心包积液应考虑为甲状腺功能低下的表现,有报道 25% 妇女在放疗中可诱发甲状腺功能紊乱。甲状腺替代治疗,已恢复具有正常甲状腺功能数月后,黏液水肿心包积液会缓慢减少最终消失。

12.胆固醇性心包炎

胆固醇性心包炎是由于心包损伤伴胆固醇结晶沉积和对炎症反应的单核细胞,包括泡沫细胞、巨噬细胞浸润而形成。心包腔内出现胆固醇结晶是慢性炎症表现。心包积液典型特征,包括微小胆固醇结晶,像闪闪发光的"金子"。心包积液中胆固醇增多机制不清,可能原因:①心包表面细胞坏死释放出细胞的胆固醇;②红细胞溶解释放出胆固醇;③心包炎减少了淋巴引流,减少胆固醇的吸收,产生胆固醇结晶;④一些胆固醇心包炎患者,心包积液的胆固醇量与血浆胆固醇含量相似,心包腔内高胆固醇可能是单纯渗出物。

大多数胆固醇性心包炎常缺乏明确的基础疾病。治疗包括确定伴有的任何因素如结核病、风湿病或黏液性水肿高胆固醇血症。胆固醇心包炎心包积液容量大,发展缓慢,心脏压塞并发症少见。当大量心包积液引起呼吸困难和胸痛,或发展成缩窄性心包炎时可进行心包切除术。

13.乳糜性心包积液

特发性乳糜性心包积液罕见,常是由于胸导管阻塞,其原因可以为外科手术或外伤致胸导管破裂或因肿瘤阻塞淋巴管。胸导管阻塞,使正常的淋巴回流系统受阻,结果乳糜通过淋巴引流反流心包。多数患者无症状,心包积液缓慢增加,多在胸部 X 线和超声心动图检查时发现。损伤的胸导管和心包腔之间的淋巴引流,可凭借[99m]Tc-硫化锑胶体放射核素淋巴管造影发现。心包积液常似乳白色牛奶,含有高胆固醇及三酰甘油,蛋白含量高于 35 g/L,用苏丹Ⅲ号脂肪染剂染色,显微镜下见到细微脂肪滴。

乳糜性心包积液发生心脏压塞和缩窄性心包炎罕见。有报道心脏手术后并发乳糜性心包积液可致心脏压塞。对有症状的乳糜性心包积液患者的处理,尽可能减少复发,包括限制摄入含丰富三酰甘油的食物,如不成功可考虑胸导管手术,切开心包壁排出乳糜液和防止再蓄积。

14.妊娠与心包积液

没有证据表明妊娠会影响心包疾病的易感性,但是,许多孕妇在妊娠后 3 个月出现小至中量心包积液,罕见心脏压塞,由于妊娠期血容量增加,可使原来隐伏的心包缩窄表现出来。妊娠期的急性心包炎心电图需与正常妊娠状态下心电图上轻微的 ST-T 改变相鉴别。妊娠期大多数心包疾病的处理与非妊娠者类似,值得注意的是,大剂量阿司匹林可使胎儿动脉导管提早闭合,秋水仙碱也应禁用。心包切开术或心包切除术并不增加随后妊娠的风险,必要时可以进行。妊娠20 周后,可通过超声心动图检出胎儿心包积液,深度在 2 mm 以内为正常,如心包积液过多,应考虑到胎儿水肿、溶血、低蛋白血症、免疫系统疾病、母婴传播的支原体或其他感染和肿瘤形成的可能。

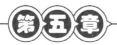

肾内科疾病

第一节　急性肾小球肾炎

一、疾病概述

急性肾小球肾炎简称急性肾炎,是一组常见的肾小球疾病。起病急,以血尿、少尿、蛋白尿、水肿及高血压等为其临床特征。急性肾炎可由多种病因所致,其中最常见的为链球菌感染后肾炎。在我国上呼吸道感染占60%～70%,皮肤感染占1%～20%,除链球菌之外,葡萄球菌、肺炎链球菌、脑膜炎奈瑟菌、淋病奈瑟菌、流感嗜血杆菌及伤寒沙门菌等感染都可引起肾小球肾炎。任何年龄均可发病,但以学龄儿童为多见,青年次之,中年及老年少见。一般男性发病率较高,男女之比约为2:1。

本病发病机制多与抗原抗体介导的免疫损伤有关。机体感染链球菌后,其菌体内某些成分作为抗原,经过2～4周与体内产生的相应抗体结合,形成免疫复合物,通过血液循环,沉积于肾小球内,当补体被激活后,炎症细胞浸润,导致肾小球损伤而发病。肾小球毛细血管的免疫性炎症使毛细血管腔变窄,甚至闭塞,并损害肾小球滤过膜,可出现血尿、蛋白尿及管型尿等,并使肾小球滤过率下降,因而对水和各种溶质(包括含氮代谢产物、无机盐)的排泄减少,发生水、钠潴留,继而引起细胞外液容量增加,因此临床上有水肿、尿少、全身循环充血状态如呼吸困难、肝大、静脉压增高等表现。本病的高血压,目前认为是由于血容量增加所致,是否与"肾素-血管紧张素-醛固酮系统"活力增强有关,尚无定论。

近年来,认为链球菌感染后肾炎不止一种抗原,与链球菌有关的内源性抗原抗体系统可能也参与发病。致肾炎链球菌通过酶作用或其产物与机体的免疫球蛋白(Ig)结合,改变 Ig 化学组成或其抗原性,然后形成免疫复合物而致病。如致肾炎链球菌能产生唾液酸酶使 Ig 发生改变。目前认为致肾炎链球菌抗原先植入肾小球毛细血管壁,然后与抗体作用而形成免疫复合物(原位形成)是主要的发病机制。

本病预后一般良好,儿童 85%～99%、成人 50%～75%可完全恢复,就儿童急性肾炎来说,6 个月内血尿消失者达 90%,持续或间歇蛋白尿超过 1 年者占 58%,在 2 年以上仍有蛋白尿者占 32%,急性肾炎演变为慢性肾炎者不超过 10%。

本病病机的转化主要表现为主导病邪的转化和虚实的转化。病初以风寒为主者,病程中可以化热;以风热为主者,可以化火生毒,或伤阴耗气;风热夹湿可化为湿热火毒,湿热伤及脾肾,火热灼伤脉络,耗气伤阴,可致阴虚阳亢而生变症等。病程短者以邪实为主;病程长者,正气耗伤,正虚邪存,难以痊愈,不仅损伤身体,而且涉及肺、脾、肝、心等诸脏。疾病发生、发展过程中还可出现气滞、血瘀、痰湿等兼挟证。当分别缓急,详审轻重。

二、诊断要点

(一)临床表现

本病起病较急,病情轻重不等。多数患者有明确的链球菌感染史,如上呼吸道感染、咽炎、扁桃体炎及皮肤感染等。潜伏期相当于致病抗原初次免疫后诱导机体产生免疫复合物所需的时间,呼吸道感染者的潜伏期较皮肤感染者短,一般经过 2～4 周(上呼吸道感染、咽炎、扁桃体炎一般 6～10 天,皮肤感染者约 2 周后)突然起病,首发症状多为水肿和血尿,呈典型急性肾炎综合征表现,重症者可发生急性肾损伤。本病可见于各年龄组,但以儿童最为常见。

1.全身症状

起病时症状轻重不一,患者常有头痛、食欲减退、恶心、呕吐、疲乏无力、腰酸等,部分患者先驱感染没有控制,可有发热,咽喉疼痛,体温一般在 38 ℃上下,发热以儿童为多见。

2.水肿及少尿

常为本病之首发症状,出现率为 80%～90%。在发生水肿之前,患者都有少尿,每天尿量常在 500 mL 左右,少数患者可少至 400 mL 以下,发生尿闭者少见。轻者仅晨起眼睑水肿,面色较苍白,呈"肾炎面容",重者延及全身,体重亦随之增加。水肿多先出现于面部,特别以眼睑为著,下肢及阴囊亦显著。晨起以面部为著,活动后下肢为著。水肿出现的部位主要决定于两个因素,即重力作用和局部组织的张力,儿童皮肤及皮下组织较紧密,则水肿的凹陷性不十分明显,水肿的程度还与食盐的摄入量有密切关系,食盐摄入量多则水肿加重,反之亦然。大部分患者经过2～4周,可自行利尿退肿,严重者可有胸腔积液、腹水。产生原因主要是全身毛细血管壁通透性增强,肾小球滤过率降低,而肾小管对钠的重吸收增加致水、钠潴留。

3.血尿

肉眼血尿为常见初起症状之一,40％～70％的患者可见到。尿呈浑浊红棕色,为洗肉水样,一般在数天内消失,也可持续1～2周才转为显微镜血尿。镜下血尿多在6个月内消失,也可因感染、劳累而暂时反复,也有持续1～3年才完全消失。此外,也有少数患者肾小球病变基本消退,而镜下血尿持续存在,认为无多大临床意义。

4.蛋白尿

多数患者均有不同程度蛋白尿,主要为清蛋白,20％～30％表现为肾病综合征(尿蛋白超过3.5 g/24 h;血浆清蛋白低于30 g/L),经2～4周后可完全消失。蛋白尿持续存在提示病情迁延,或转为慢性肾炎的可能。

5.高血压

高血压见于80％的病例,多为轻中度高血压,收缩压及舒张压均增高。急性肾炎之血压升高多为一过性,往往与水肿及血尿同时发生,一般持续2～3周,多随水肿消退而降至正常。产生原因主要为水、钠潴留使血容量扩张所致,经利尿、消肿后血压亦随之下降。重度高血压者提示肾损害严重,可并发高血压危象、心力衰竭或视网膜病变等。

6.神经系统症状

症状主要为头痛、恶心、呕吐、失眠、反应迟钝;重者可有视力障碍。甚至出现昏迷、抽搐。此与血压升高及水、钠潴留有关。

(二)体征

急性肾炎的主要体征是程度轻重不一的水肿,以组织疏松及低垂部位为明显,晨起时眼睑、面部可见水肿,活动后下肢水肿明显。随病情发展至全身,严重者可出现胸腔、腹腔、阴囊,甚至心包腔的大量积液,重度高血压者眼底检查可出现视网膜小动脉痉挛或视盘水肿。

(三)实验室检查

1.尿液检查

血尿为急性肾炎重要所见,或肉眼血尿或镜下血尿,尿沉渣检查中,红细胞多严重变形,但应用襻利尿剂时可暂为非变形红细胞,此外还可见红细胞管型,提示肾小球有出血渗出性炎症,是急性肾炎的重要特点。尿沉渣还常见肾小管上皮细胞、白细胞、大量透明和颗粒管型。

尿蛋白通常为＋～＋＋,1～3 g/d,多属非选择性蛋白,若病情好转,则尿蛋白减少,但可持续数周至数月。如果蛋白尿持续在 1 年以上,多数提示为慢性肾炎或演变为慢性肾炎。

尿常规一般在 4～8 周内大致恢复正常,残余镜下血尿(或爱迪计数异常)或少量蛋白尿(可表现为起立性蛋白尿)可持续半年或更长。

2.血常规检查

严重贫血少见,红细胞计数及血红蛋白可稍低,由血容量扩大,血液稀释所致,白细胞计数可正常或增高,此与原发感染灶是否继续存在有关。

急性肾炎时红细胞沉降率几乎都增快,一般在 30～60 mm/h,随着急性期缓解,红细胞沉降率在 2～3 个月内也逐渐恢复正常。

3.肾功能检查

急性肾炎患者肾小球滤过率(GFR)呈不同程度下降,但肾血浆流量仍可正常,因而滤过分数常减少,与肾小球滤过功能受累相比较,肾小管功能相对良好,肾浓缩功能多能保持正常。临床常见一过性氮质血症,血中尿素氮、肌酐增高,不限进水的患儿,可有轻度稀释性低钠血症,此外还可有高血钾及代谢性酸中毒。

4.血浆蛋白和脂质测定

血清蛋白浓度常轻度降低,此由水、钠潴留及血容量增加和稀释所致,急性肾炎病程较短而尿蛋白量少,所以血清蛋白降低不是由于尿中大量蛋白丢失所致,且利尿消肿后即恢复正常浓度。血清蛋白电泳多见清蛋白降低,γ 球蛋白增高,少数病例伴有 α_2 和/或 β 球蛋白增高,后者增高的病例往往并存高脂血症。

5.细胞学和血清学检查

急性肾炎发病后自咽部或皮肤感染灶培养出 β 溶血性链球菌的阳性率约为30%,早期接受青霉素治疗者更不易检出,链球菌感染后可产生相应抗体,常借检测抗体证实前驱的链球菌感染,如抗链球菌溶血素,抗体(ASO),其阳性率达50%～80%。通常于链球菌感染后 2～3 周出现,3～5 周滴度达高峰,半年内恢复正常。判断其临床意义时应注意,其滴度升高仅表示近期有过链球菌感染,与急性肾炎的严重性无直接相关性;经有效抗生素治疗者其阳性率减低,皮肤感染灶患者阳性率也低,尚可检测抗脱氧核糖核酸酶 B 及抗玻璃酸酶。并应注意于

2～3周后复查,如滴度升高,则更具诊断价值。

6.血补体测定

除个别病例外,肾炎病程早期血总补体及 C_3 均明显下降,6～8周后恢复正常,此规律性变化为本症的典型表现。血补体下降程度与急性肾炎病情轻重无明显相关,但低补体血症持续8周以上,应考虑有其他类型肾炎之可能,如膜增生性肾炎、冷球蛋白血症或狼疮肾炎等。

7.尿纤维蛋白降解产物(FDP)

血液和尿液测定中出现 FDP 意味着体内有纤维蛋白形成和纤维蛋白原及纤维蛋白分解代谢增强,尿液 FDP 测定能更正确地反映肾血管内凝血。

8.其他检查

部分病例急性期可测得循环免疫复合物及冷球蛋白,通常典型病例不需肾活检,但若与急进性肾炎鉴别困难或病后3个月仍有高血压、持续低补体血症或肾功能损害者建议肾活检,明确病理类型。

(四)鉴别诊断

1.热性蛋白尿

急性感染发热的患者可出现蛋白尿、管型或镜下血尿,极易与不典型或轻型急性肾炎相混淆,但前者没有潜伏期,无水肿及高血压,热退后尿常规迅速恢复正常。

2.急进性肾炎

起病过程与急性肾炎相似,但除急性肾炎综合征外,常早期出现少尿、无尿及肾功能急剧恶化为特征,重症急性肾炎呈现急性肾损伤伴少尿或无尿持续不缓解,病死率高,与该病相鉴别困难时,应及时做肾活检以明确诊断。

3.慢性肾炎急性发作

发作时症状同本病,但有慢性肾炎史,诱发因素较多,如感染诱发者临床症状(多在1周内,缺乏间歇期)迅速出现,常有明显贫血、低蛋白血症、肾功能损害等,B超检查有的显示双肾缩小。急性症状控制后,贫血仍存在,肾功能不能恢复正常,对鉴别有困难的,除了肾穿刺进行病理分析之外,还可根据病程和症状、体征及化验结果的动态变化来加以判断。

4.IgA 肾病

该病潜伏期短,多于上呼吸道感染后1～2天内即以血尿起病,通常不伴水肿和高血压,链球菌培养阴性,ASO 滴度不升高。一般无血清补体下降,1/3 患者血清 IgA 增高,该病多有反复发作史,鉴别困难时需行肾活检,病理免疫荧光示 IgA 弥漫沉积于系膜区。

5.全身系统性疾病引起的肾损害

如过敏性紫癜肾炎、狼疮性肾炎等,虽有类似本病之临床表现,但原发病症状明显,不难诊断。

6.急性尿路感染或肾盂肾炎

可表现有血尿、腰痛等与急性肾炎相似的临床表现,但急性肾盂肾炎一般无少尿表现,少有水肿和高血压,多有发热、尿路刺激症状。尿中以白细胞为主,尿细菌培养阳性可以区别,抗感染治疗有效等,均可帮助诊断。

三、现代医学治疗

(一)治疗原则

急性肾小球肾炎为自限性疾病,无特异疗法,主要是对症处理,改善肾功能,预防和控制并发症,促进机体自然恢复。

(二)一般治疗

1.休息

急性期应卧床休息,通常需 2～3 周,待肉眼血尿消失、血压恢复、水肿减退即可逐步增加室内活动量。对遗留的轻度蛋白尿及血尿应加强随访观察而无须延长卧床期,但如病情反复,应继续卧床休息,卧床休息能增加肾血流量,可改善尿异常改变,同时 3 个月内宜避免剧烈体力活动,并应注意防寒、防潮。

2.饮食治疗

(1)控制钠盐摄入:对有水肿、血压高者用无盐或低盐饮食,一般每天摄取钠 1.2 g,水肿严重时限制为 0.5 g/d,注意禁用腌制食品,尽量少用味精,同时禁食含碱主食及含钠高的蔬菜,如白萝卜、菠菜、小白菜或酱油。

(2)蛋白质摄入:一般认为血尿素氮<14 mmol/L,蛋白质可不限制;尿素氮如超过21.4 mmol/L,每天饮食蛋白质应限制到 0.5 g/kg 体重,蛋白质以乳类及鸡蛋为最好,羊肉除营养丰富、含优质蛋白质外,还有消肿利尿的作用,糖类及各种维生素应充分供给。

(3)水的摄入:对严重水肿且尿少者液体也应限制,目前多主张每天摄入水量以不显性失水量加尿量计算。儿童不显性失水每天为 15～20 mL/kg 体重,在条件许可下,每天测量体重,对决定摄入液体重是否合适较有帮助。

(三)药物治疗

1.感染灶的治疗

对有前驱感染且病灶尚存者应积极进行治疗,使其痊愈,即使找不到明确感染灶的急性肾炎患者。也有人主张用青霉素(过敏者用红霉素)常规治疗10~14天,也有人主张在2周青霉素疗程后,继续用长效青霉素2~4周。抗生素对预防本病的再发往往无效。因此不必预防性的使用,对反复扁桃体发炎的患者,在病情稳定的情况下,可做扁桃体切除术。

2.对症治疗

(1)水肿的治疗:对轻、中度水肿,限制钠水入量及卧床休息即可;高度水肿者应使用噻嗪类或髓襻利尿药,如呋塞米2 mg/kg体重,每天1~2次治疗,一般不主张使用贮钾利尿药及渗透性利尿药,多巴胺等多种可以解除血管痉挛的药物也可应用,以促进利尿。

(2)高血压的治疗:轻度高血压经限制钠盐和卧床休息后可纠正,明显高血压者[儿童舒张压>13.3 kPa(100 mmHg)或成人舒张压>14.7 kPa(110 mmHg)]应使用抗高血压药物。一般采用利尿药、钙通道阻滞剂、β-受体阻滞剂及血管扩张药,如硝苯地平20~40 mg/d,或肼屈嗪25 mg,每天3次以使血压适当降低。

3.抗凝疗法

肾小球内凝血是急性肾炎的重要病理改变之一,主要为纤维素沉积及血小板聚集。因此,采用抗凝疗法将有助于肾炎缓解,可以应用普通肝素静脉滴注或低分子肝素皮下注射,每天1次,10~14次为1个疗程,间隔3~5天,根据患者凝血指标调整,共2~3个疗程。双嘧达莫口服,尿激酶2万~6万单位加入5%葡萄糖液250 mL静脉滴注,或每天1次,10天为1个疗程,根据病情进行2~3个疗程。注意肝素与尿激酶不可同时应用。

4.抗氧化剂应用

(1)超氧歧化酶可使O^-转变成H_2O_2。

(2)硒谷胱甘肽过氧化物酶,使H_2O_2还原为H_2O。

(3)维生素E是体内血浆及红细胞膜上脂溶性清除剂,维生素E及辅酶Q_{10}可清除自由基,阻断由自由基触发的脂质过氧化连锁反应,保护肾细胞,减轻肾内炎症过程。

5.肾上腺糖皮质激素

一般不用,但急性期症状明显时可小剂量短期使用,一般不超过2周。

6.并发症的治疗

(1)高血压脑病:出现高血压脑病时应选用硝普钠 50 mg 溶于葡萄糖液 250 mL 中静脉滴注,速度为 0.5 μg/(kg · min),随血压变化调整剂量。

(2)急性心力衰竭:近年研究认为,急性肾炎患者出现胸闷、心悸、肺底啰音、心界扩大等症状时,心排血量并不降低,射血指数亦不减少,与心力衰竭的病理生理基础不同,而是水、钠潴留,血容量增加所致的淤血状态,因此洋地黄类药物疗效不理想,且易引起中毒。严格控制水钠摄入,静脉注射呋塞米、硝普钠或酚妥拉明等多能使症状缓解。

(3)继发细菌感染:急性肾炎由于全身抵抗力较低,易继发感染,最常见的是肺部和尿路感染。一旦发生应及时选用敏感、强效及无肾毒性的抗生素治疗,并加强支持疗法,常用的为青霉素类和第三代或第四代头孢菌素。

(四)透析治疗

目前对急性肾炎所致的急性肾衰竭主张"早期、预防性和充分透析治疗",早期预防性透析是指在并发症出现之前即进行透析治疗,特别是高分解代谢型急性肾损伤,可以有效降低病死率,血液透析或腹膜透析均可采用,血液透析疗效快速,适用于紧急透析,其中连续性血液透析滤过治疗效果最佳。腹膜透析适用于活动性出血、无法耐受血液透析和无血液透析设备的情况。

第二节　慢性肾小球肾炎

慢性肾小球肾炎简称慢性肾炎,以蛋白尿、血尿、高血压、水肿为基本临床表现,起病方式各有不同,病情迁延,缓慢进展,可有不同程度的肾功能减退,最终将发展为慢性肾衰竭。

一、病因和发病机制

绝大多数慢性肾炎患者的病因尚不明确,仅有少数慢性肾炎是由急性肾炎发展所致。虽然慢性肾炎的病因、发病机制和病理类型不尽相同,但起始因素多为免疫介导炎症,导致病程慢性化的机制除免疫因素外,非免疫因素如高血压、蛋白尿、高血脂等亦占有重要作用。

二、病理

慢性肾炎可由多种病理类型引起,常见类型有系膜增生性肾小球肾炎(包括IgA 和非 IgA 系膜增生性肾小球肾炎)、系膜毛细血管性肾小球肾炎、膜性肾病及局灶性节段性肾小球硬化等。

病变进展至后期,所有上述不同类型病理变化均可转化为程度不等的肾小球硬化、肾小管萎缩、肾间质纤维化。疾病晚期肾体积缩小,转化为硬化性肾小球肾炎。

三、临床表现

多数起病缓慢、隐袭。临床表现呈多样性,蛋白尿、血尿、高血压、水肿为其基本临床表现,可有不同程度肾功能减退,病情时轻时重、迁延,渐进性发展为慢性肾衰竭。

早期患者可有乏力、疲倦、腰部疼痛、食欲缺乏,水肿可有可无,一般不严重。有的患者可无明显临床症状。血压可正常或轻度升高。肾功能正常或轻度受损(肾小球滤过率下降),这种情况可持续一段时间后,肾功能逐渐恶化,最终发展成尿毒症。部分患者除上述慢性肾炎的一般表现外,血压可以有程度不等的升高,甚至出现高血压脑病,这时患者可有眼底出血、渗出,甚至视盘水肿,如血压控制不好,肾功能恶化较快,预后较差。慢性肾炎往往有急性发作现象,常因感染、劳累呈急性发作,或用肾毒性药物后病情急骤恶化,经及时去除诱因和适当治疗后病情可一定程度缓解,但也可能由此而进入不可逆慢性肾衰竭。

四、实验室检查

(一)尿液检查

血尿,多以镜下血尿为主,可有红细胞管型。程度不等的蛋白尿,部分患者出现大量蛋白尿(尿蛋白定量超过 3.5 g/24 h)。

(二)血液检查

早期血常规检查正常或轻度贫血,白细胞和血小板计数多正常。

(三)肾功能检查

早期肾功能无异常,随着病情的进展,可出现血肌酐升高和肾小球滤过率下降。

(四)病理检查

肾脏活体组织检查可明确慢性肾炎的病理类型,对于指导治疗和估计预后具有重要意义。

五、诊断与鉴别诊断

(一)诊断

凡尿化验异常(蛋白尿、血尿、管型尿)、水肿及高血压病史达一年以上,在除外继发性肾小球肾炎及遗传性肾小球肾炎后,临床上可诊断为慢性肾炎。

(二)鉴别诊断

1.继发性肾小球疾病

如狼疮性肾炎、过敏性紫癜肾炎、糖尿病肾病等,依据相应的病史及实验室检查,一般不难鉴别。

2.其他原发性肾小球疾病

(1)隐匿型肾小球肾炎:临床上轻型慢性肾炎应与隐匿型肾小球肾炎相鉴别,后者主要表现为无症状性血尿和/或蛋白尿,无水肿、高血压和肾功能损害。

(2)感染后急性肾炎:有前驱感染史并以急性发作起病的慢性肾炎需与此病相鉴别。慢性肾炎急性发作多在短期内(数天)病情急骤恶化,血清补体 C_3 一般无动态变化有助于与感染后急性肾炎相鉴别;此外,疾病的转归不同,慢性肾炎无自愈倾向,呈慢性进展,可资区别。

3.原发性高血压肾损害

伴有高血压的慢性肾炎需与原发性高血压肾损害(即良性小动脉性肾硬化症)鉴别,后者先有较长期高血压,其后再出现肾损害,临床上远曲小管功能损伤(如尿浓缩功能减退、夜尿增多)多较肾小球功能损伤早,尿改变轻微(微量至轻度蛋白尿,可有镜下血尿及管型),常有高血压的其他靶器官(心、脑)并发症。

4.遗传性肾炎

常起病于青少年(多在 10 岁之前),患者同时出现眼部、耳部疾病及肾脏损害,有阳性家族史(多为性连锁显性遗传)。

六、治疗

慢性肾炎的治疗主要是防止或延缓肾功能进行性恶化,改善或缓解临床症状及防治严重并发症,根据肾脏病理检查结果进行综合性治疗。

(一)低蛋白饮食和必需氨基酸治疗

肾功能正常者注意低盐低脂饮食,不宜严格限制蛋白质入量,出现肾功能损害的患者应限制蛋白及磷的入量并配合使用必需氨基酸或 α-酮酸。

(二)控制高血压

高血压是加速肾小球硬化、促进肾功能恶化的重要因素,积极控制高血压是十分重要的环节。治疗原则:①力争把血压控制在理想水平,蛋白尿不低于 1 g/d,血压应控制在 16.7/10 kPa(125/75 mmHg)以下;尿蛋白低于 1 g/d,血压控制可放宽到 17.3/10.7 kPa(130/80 mmHg)以下。②选择能延缓肾功能恶化、具有肾保护作用的降血压药物。

高血压患者应限盐(<3 g/d);有水、钠潴留容量依赖性高血压患者可选用噻嗪类利尿药。对肾素依赖性高血压则首选血管紧张素转换酶抑制剂(ACEI)或血管紧张素Ⅱ受体阻滞剂。此外钙通道阻滞剂、β受体阻滞剂、α受体阻滞剂也可选用。高血压难以控制时可选用不同类型降压药联合应用。

近年研究证实,ACEI除具有降低血压作用外,还有减少尿蛋白和延缓肾功能恶化的肾保护作用,故 ACEI可作为慢性肾炎患者控制高血压的首选药物。肾功能不全患者应用 ACEI要防止高血钾,血肌酐>350 μmol/L 的非透析治疗患者不宜再使用,注意少数患者应用 ACEI干咳的不良反应。血管紧张素Ⅱ受体阻滞剂具有与 ACEI相似的肾保护作用和减少尿蛋白作用,但不引起持续性干咳。

(三)糖皮质激素和细胞毒药物

鉴于慢性肾炎为一临床综合征,其病因、病理类型及其程度、临床表现和肾功能等变异较大,故此类药物是否应用应区别对待。在肾活检明确病理类型后谨慎应用。还可选择中药雷公藤总苷片,但应注意该药可以引起血白细胞减少及肝功能损害,女性患者长期服用可导致月经周期紊乱甚至闭经。

(四)避免加重肾损害的因素

感染、劳累、妊娠及应用肾毒性药物(如氨基糖苷类抗生素、含马兜铃酸的中草药等),均可能加重肾脏损害,导致肾功能恶化,应予以避免。

七、预后

慢性肾炎病情迁延,病变呈进行性发展,最终出现慢性肾衰竭。病变进展速度个体差异很大,病理类型为重要因素,但防止各种危险因素、正确制订延缓肾功能损害进展的措施同样具有重要意义。

第三节 急性肾小管间质性肾炎

对于肾小管间质性肾炎(tubulointerstitial nephritis,TIN)的认识,最早可追溯到1792年。当时有1位患者死于肾衰竭、高血压,尸体解剖时发现肾间质有明显炎症改变,推测与饮用船上含铅较高的淡水有关。TIN是由多种病因引起、发病机制各异、以肾小管间质病变为主的一组疾病,按其肾脏病理变化的特点分为:以肾间质水肿、炎性细胞浸润为主的急性肾小管间质性肾炎(acute tubu-lointerstitial nephritis,ATIN)和以肾间质纤维化、肾小管萎缩为主的慢性肾小管间质性肾炎(chronic tubulointerstitial nephritis,CTIN)。文献报道10%~15%的急性肾损伤和25%的慢性肾衰竭是分别由急、慢性TIN引起,因此TIN已日益受到重视。

文献报道,在蛋白尿和/或血尿肾活检的病例中ATIN约占1%,而在急性肾损伤患者进行肾活检的病例中ATIN所占比例为5%~15%。ATIN如能早期诊断、及时治疗,肾功能多可完全恢复或显著改善。因此,重视ATIN的早期诊断和治疗对提高肾脏疾病的整体防治水平具有重要意义。

一、ATIN 的病因及发病机制研究现状

(一)病因

原发性ATIN的病因主要为药物及感染。历史上感染相关性ATIN十分常见,近代由于疫苗及大量抗微生物药物问世,许多感染都已能有效预防和/或迅速控制,所以感染相关性ATIN患病率已显著下降;相反,近代由于大量新药上市,药物过敏日益增多,它已成为ATIN的首要病因。除此而外,尚有少数病因不明者,被称为"特发性ATIN",不过其后某些特发性ATIN如肾小管间质性肾炎-葡萄膜炎综合征(tubulointerstitial nephritis and uveitis syndrome,TINU)病因已基本明确,是自身抗原导致的免疫反应致病。

(二)发病机制的研究现状

1.药物过敏性ATIN

药物已成为ATIN最常见的病因,免疫反应是其发病的主要机制。大多数研究显示本病主要由细胞免疫引起,但是也有研究在少数病例的肾活检标本中

见到抗肾小管基底膜(TBM)抗体沉积,提示体液免疫也可能参与致病。所以不同患者及不同药物的发病机制可能有所不同。

(1)细胞免疫反应:有如下证据提示细胞免疫参与药物所致 ATIN 的发病。①肾间质呈现弥漫性淋巴细胞、单核-巨噬细胞和嗜酸性粒细胞浸润;②免疫组化检查显示肾间质浸润细胞是以 T 淋巴细胞为主;③肾间质中出现非干酪性肉芽肿,提示局部存在迟发型超敏反应。

目前认为参与药物过敏性 ATIN 发病的细胞免疫反应主要是 T 细胞直接细胞毒反应及抗原特异性迟发型超敏反应。多数药物过敏性 ATIN 的肾间质浸润细胞是以 $CD4^+$ 细胞为主,$CD4^+/CD8^+>1$,而西咪替丁和 NSAID 诱发的 ATIN 却以 $CD8^+$ 细胞为主,$CD4^+/CD8^+<1$。药物(半抗原)与肾小管上皮细胞蛋白(载体)结合形成致病抗原,经肾小管上皮细胞抗原呈递作用,使肾间质浸润 T 细胞(包括 $CD4^+$ 和 $CD8^+$)致敏,当再次遇到此相应抗原时,$CD4^+$ 细胞就可通过Ⅱ类主要组织相容性复合物、$CD8^+$ 细胞通过Ⅰ类主要组织相容性复合物限制性地识别小管上皮细胞,诱发 T 细胞直接细胞毒反应和迟发型超敏反应($CD8^+$ 细胞主要介导前者,而 $CD4^+$ 细胞主要介导后者),损伤肾小管,导致肾间质炎症(包括非干酪性肉芽肿形成)。

这些活化的 T 细胞还可以合成及释放大量细胞因子,包括 γ 干扰素、白细胞介素-2(IL-2)、白细胞介素-4(IL-4)、肿瘤坏死因子 α(TNFα)参与致病。同时细胞毒 T 细胞所产生的粒酶、穿孔素等物质,也具有细胞毒作用而损伤肾小管。此外,肾间质中激活的单核-巨噬细胞也能释放蛋白溶解酶、活性氧等物质加重肾小管间质损伤,并能分泌转化生长因子-β(TGF-β)活化肾间质成纤维细胞,促进细胞外基质合成,导致肾间质病变慢性化。

NSAID 在引起 ATIN 同时还可能引起微小病变肾病(MCD),其发病也与 T 细胞功能紊乱有关。NSAID 抑制环氧化酶,使前列腺素合成受抑制,花生四烯酸转为白三烯增加,后者激活 T 细胞。激活的辅助性 T 细胞通过释放细胞因子而使肾小球基膜通透性增加,引起肾病综合征。

(2)体液免疫反应:药物及其代谢产物可作为半抗原与宿主体内蛋白(即载体,如肾小管上皮细胞蛋白)结合形成致病抗原,然后通过如下体液免疫反应致病。①Ⅰ型超敏反应:部分患者血清 IgE 升高,外周血嗜酸性粒细胞计数增多、出现嗜酸性粒细胞尿,病理显示肾间质嗜酸性粒细胞浸润,提示Ⅰ型超敏反应致病。②Ⅱ型超敏反应:部分患者血中出现抗 TBM 抗体,免疫病理显示 TBM 上有 IgG 及 C_3 呈线样沉积,提示Ⅱ型超敏反应致病。这主要见于甲氧西林(又称二甲氧苯青霉素及新青霉素Ⅰ)所致 ATIN,也可见于苯妥英钠、别嘌醇、利福平等致病者。目前认为这种抗 TBM 疾病的靶抗原是 3M-1 糖蛋白,由近曲小管分泌黏附于肾小管基底膜的外表面,相对分子质量为 48 000。正常人对此蛋白具有免疫耐受,但是药物半抗原与其结合形成一种新抗原时,免疫耐受即消失,即能诱发抗 TBM 抗体产生,导致 ATIN。此外,从前报道Ⅲ型超敏反应(循环免疫复合物致病)也可能参与药物过敏性 ATIN 发病,其实基本见不到这种病例。

2.感染相关性 ATIN

广义上的感染相关性 ATIN 也包括病原微生物直接侵袭肾间质导致的 ATIN 如急性肾盂肾炎。此处所讲感染相关性 ATIN 仅指感染诱发免疫反应导致的 ATIN。

一般认为,感染相关性 ATIN 也主要是由细胞免疫反应致病,理由如下:①肾组织免疫荧光检查阴性,不支持体液免疫致病;②肾间质中有大量淋巴细胞和单核细胞浸润;③免疫组化检查显示肾间质中浸润的淋巴细胞主要是 T 细胞。

3.TINU 综合征

TINU 综合征是一个 ATIN 合并眼色素膜炎的综合征,临床较少见。1975 年首先由 Dinrin 等报道,迄今报道 300 余例。此综合征的病因及发病机制至今尚不完全明确,但与机体免疫功能紊乱及遗传因素影响相关,简述如下。

(1)细胞免疫:目前较公认的发生机制是细胞免疫致病。其主要依据为:①患者的皮肤试验反应能力降低;②外周血中 T 细胞亚群($CD3^+$、$CD4^+$、$CD8^+$)异常,$CD4^+/CD8^+$ 比值降低,$CD56^+$ 的 NK 细胞增高;③肾脏病理检查可见肾间质中有大量 $CD3^+$、$CD4^+$、$CD8^+$ 淋巴细胞浸润,多数报道以 $CD4^+$ 细胞为主,并长期存在。④在部分患者肾间质中可见非干酪性肉芽肿,提示局部存在迟发型超敏反应。

(2)体液免疫:目前有证据表明,TINU 综合征也可存在体液免疫的异常。其依据为:①患者存在多克隆高丙种球蛋白血症,尤以血 IgG 水平升高明显;②在部分 TINU 综合征患儿肾组织中检测出抗肾小管上皮细胞抗体成分,Wakaki 等对 1 例 13 岁女孩肾组织匀浆中的 IgG 纯化后测得 125 000 抗体成分,证实为抗肾小管上皮细胞抗体,并通过免疫组化法明确该抗体存在于皮质区肾小管上皮细胞的胞质中;③少数病例血清检测出抗核抗体、类风湿因子、抗肾小管及眼色素膜抗体等自身抗体及循环免疫复合物,提示体液免疫异常在部分 TINU 综合征中起作用,并可能是一种自身免疫性疾病。

(3)遗传因素:有关单卵双生兄弟、同胞姐妹共患 TINU 综合征,以及 TINU

综合征患者母亲患有肉芽肿病的报道,均强烈显示出本症具有遗传倾向。已有报道证实 TINU 综合征与人类白细胞抗原(HLA)系统有着密切关联,主要集中在 *HLA-DQA*1 和 *DQB*1 以及 *DR*6、*DR*14 等等位基因。

二、ATIN 的临床及病理表现、诊断与鉴别诊断

(一)临床表现及辅助检查

1.临床表现

(1)药物过敏性 ATIN:典型表现如下。①用药史:患者发病前均有明确的用药史。20 世纪 80 年代前,青霉素、半合成青霉素、磺胺类等抗菌药物是诱发 ATIN 的主要药物;而 20 世纪 80 年代后,国内外文献报道诱发 ATIN 最多的药物是 NSAID 和头孢菌素类抗生素。②药物过敏表现:常为药物热及药疹(常为小米至豆大斑丘疹或红斑,弥漫对称分布,伴瘙痒)。③肾损害:患者常在用药后一至数天出现尿化验异常和肾小球及肾小管功能损害,少尿性(病情较重者)或非少尿性(病情较轻者)急性肾损伤十分常见。

但是,NSAID 引起的过敏性 ATIN 常有如下独特表现:①虽然有患者在用药后 1 天至数天出现肾损害,但是有的却可在用药后数周至数月才发病;②临床常无药物过敏的全身表现,如药物热及药疹;③在导致 ATIN 的同时,又能引起 MCD,临床出现肾病综合征。若不认识它的这些特点,即易导致误漏诊。

(2)感染相关性 ATIN:常首先出现与感染相关的全身表现,而后才呈现尿化验异常、急性肾损伤及肾小管功能异常。既往此 ATIN 常由细菌感染引起,而现代病毒等微生物引起者更常见。

(3)TINU 综合征:常发生于青少年,女性居多。病前常有乏力、食欲减退、体重下降及发热等非特异症状,而后出现肾损害(尿化验异常、急性肾损伤及肾小管功能异常)及眼色素膜炎(虹膜睫状体炎或全色素膜炎,常两侧同时发生)。少数患者眼色素膜炎出现在肾损害前,多数同时出现,或眼色素膜炎出现在肾损害后(一个月到数月)。患者常伴随出现红细胞沉降率增快、血清 C 反应蛋白及 γ 球蛋白增高。

2.实验室检查

(1)尿常规化验:常表现为轻度蛋白尿(<1 g/d,以小分子性蛋白尿为主),镜下血尿(甚至肉眼血尿),无菌性白细胞尿(早期尚能见嗜酸性粒细胞尿),以及管型尿(包括白细胞管型)。

(2)血常规化验:一般无贫血,偶尔出现轻度贫血。30%~60% 的药物过敏

性 ATIN 患者外周血嗜酸性粒细胞计数增多。

（3）肾小管损伤指标及肾小管功能检查：患者尿 N-乙酰-β-D-氨基葡萄糖苷酶（NAG）、γ-谷氨酰转肽酶（γ-GT）及亮氨酸氨基肽酶（LAP）增多，提示肾小管上皮细胞损伤。尿 β_2-微球蛋白、α_1-微球蛋白、维生素结合蛋白及溶菌酶常增多，提示近端肾小管重吸收功能障碍；尿比重和尿渗透压减低，提示远端肾小管浓缩功能减退。患者有时还能出现肾性尿糖，甚至范可尼综合征，以及肾小管酸中毒。

近年，一些能反映早期急性肾损害的尿生物标志物检验已开始应用于临床，这对早期发现及诊断 ATIN 很有帮助，例如尿中性粒细胞明胶酶相关脂质运载蛋白（neutrophil gelatinase-associated lipocalin，NGAL）检验，尿肾脏损伤分子-1（kidney injury molecule-1，KIM-1）检验，及尿白细胞介素-18（interliukin 18，IL-18）检验等。

（4）肾小球功能检查：患者出现急性肾损伤时，血肌酐及尿素氮将迅速升高，血清胱抑素 C 水平也升高。

（5）其他检验：对疑及药物诱发抗 TBM 抗体的患者，应进行血清抗 TBM 抗体检测。

3.影像学检查

超声等影像学检查显示 ATIN 患者的肾脏体积正常或增大，若能除外淀粉样变肾病及糖尿病肾病，肾脏体积增大对提示急性肾损伤很有意义。

4.镓-67 核素扫描

20 世纪 70 年代末即有报道 ATIN 患者肾脏摄取核素镓-67（^{67}Ga）明显增多，因此认为 ^{67}Ga 核素扫描有助于 ATIN 诊断。但是，在此后的研究中发现 ^{67}Ga 核素扫描诊断 ATIN 的敏感性仅58％～68％，特异性也不高。因此，^{67}Ga 同位素扫描并不是理想的 ATIN 检测指标，临床上很少应用。不过，文献报道急性肾小管坏死患者极少出现 ^{67}Ga 核素扫描阳性，因此认为此检查对鉴别 ATIN 与急性肾小管坏死仍有一定意义。

（二）病理表现

1.光学显微镜检查

ATIN 的病理特点主要是肾间质炎细胞浸润及水肿。无论药物过敏性 ATIN、感染相关性 ATIN 或 TINU 综合征，肾间质中弥漫浸润的炎细胞均以淋巴细胞（主要是 T 细胞）及单核细胞为主，常伴不同程度的嗜酸性粒细胞（药物过敏性 ATIN 最明显），并偶见中性粒细胞。可见肾小管炎（炎细胞趋化至肾小管周围,并侵入肾小管壁及管腔)。此外,在部分药物过敏性 ATIN 及 TINU 综合征患者的肾间质中,还可见上皮样细胞肉芽肿。肾小管上皮细胞常呈不同程度的退行性变,可见刷状缘脱落,细胞扁平,甚至出现灶状上皮细胞坏死及再生。肾小球及肾血管正常。

2.电子显微镜检查

无特殊诊断意义。NSAID 引起 ATIN 同时可伴随出现 MCD,此时可见肾小球足细胞足突广泛融合。

3.免疫荧光检查

多呈阴性。但是药物(如甲氧西林)诱发抗 TBM 抗体致病者,能在 TBM 上见到 IgG 及 C_3 呈线样沉积。

(三)诊断与鉴别诊断

1.诊断

原发性 ATIN 确诊需要依靠肾组织病理检查,但是在此基础上还必须结合临床表现才能进行准确分类。

(1)药物过敏性 ATIN:若有明确用药史,典型药物过敏表现(药疹、药物热、血嗜酸性粒细胞计数增多等),尿检验异常(轻度蛋白尿、血尿、无菌性白细胞尿及管型尿),急性肾损伤及肾小管功能损害(肾性糖尿及低渗透压尿等),一般认为临床即可诊断药物过敏性 ATIN(当然,能进行肾组织病理检查确认更好)。如果上述表现不典型(尤其是无全身药物过敏表现,常见于 NSAID 致病者),则必须进行肾穿刺病理检查才能确诊。

(2)感染相关性 ATIN:若有明确感染史,而后出现 ATIN 肾损害表现(轻度尿检验异常、急性肾损伤及肾小管功能损害)即应疑及此病,及时进行肾活检病理检查确诊。

(3)TINU 综合征:在出现 ATIN 肾损害表现前后,又出现眼色素膜炎(虹膜睫状体炎或全色素膜炎),即应高度疑及此病,及时做肾活检病理检查确诊。

2.鉴别诊断

应该与各种能导致急性肾损伤的疾病鉴别,与肾小球及肾血管疾病鉴别不难,此处不拟讨论。只准备在此讨论如下两个疾病。

(1)药物中毒性急性肾小管坏死:应与药物过敏性 ATIN 鉴别,尤其是无全身药物过敏表现的 ATIN。两者均有用药史,尿常规检验均改变轻微(轻度蛋白尿,少许红、白细胞及管型),都常出现少尿性或非少尿性急性肾损伤。但是,药物中毒性急性肾小管坏死具有明确的肾毒性药物用药史,发病与用药剂量相关,而无药物过敏表现；尿检验无或仅有少许白细胞，无嗜酸性粒细胞；除某些肾毒性中药(如含马兜铃酸中草药)致病者外，很少出现肾性糖尿等近端肾小管功能损害。上述临床实验室表现可资初步鉴别。此外，正如前述，有学者认为^{67}Ga同位素扫描对两者鉴别也有意义，而肾活检病理检查可以明确将两者区分。

(2)IgG4相关性TIN：这是近年才认识的一个自身免疫性疾病。此病能累及多个器官系统，被称为IgG4相关性疾病，但是也有约5%患者仅表现为IgG4相关TIN，而无全身系统表现。此病仅表现为TIN且出现急性肾损伤时，则需要与原发性ATIN鉴别。IgG4相关TIN具有特殊的临床病理表现，例如血清IgG4水平增高，补体C_3水平下降，肾活检病理检查在肾间质中可见大量IgG4阳性浆细胞浸润，并伴随轻重不等的席纹样纤维化等。这些表现均与原发性ATIN不同，鉴别并不困难。

三、ATIN的治疗对策、预后及防治展望

(一)去除病因

早期诊断，去除病因是治疗的关键。对药物过敏性ATIN患者及时停用致敏药物，对感染相关性ATIN患者有效控制感染，都是治疗的关键。许多患者在去除上述病因后病情可自行好转，轻者甚至可以完全恢复。

(二)糖皮质激素治疗

一些较小型的非随机对照临床试验结果显示，糖皮质激素治疗药物过敏性ATIN疗效明显，与单纯停用致敏药物比较，ATIN的完全缓解率更高，缓解时间缩短；但是，另外一些小型临床试验却未获得上述效果，认为与单纯停用致敏药物相比疗效无异。由于缺乏高质量大样本的前瞻性随机对照临床试验证据，故目前尚难下确切结论。

根据主张用糖皮质激素治疗学者的意见，对药物过敏性ATIN患者用糖皮质激素治疗的指征为：①ATIN病情严重，如肾功能急剧恶化需要透析治疗，和/或病理检查肾间质炎症严重或肉芽肿形成；②停用致敏药后数天肾功能无明显改善者。若治疗过晚(往往ATIN病期已超过3周)，病理检查已发现肾间质明显纤维化时，糖皮质激素则不宜应用。

若拟用糖皮质激素进行治疗，那么糖皮质激素起始剂量应多大，全部疗程应多长，目前也无指南推荐意见或建议。美国经典肾脏病专著《The Kidney (第9版)》认为可用泼尼松1 mg/(kg·d)作起始剂量口服，3~4周后逐渐减量，再过3~4周停药。国内不少单位主张泼尼松起始剂量宜小，30~40 mg/d即

可,减停药方法与上基本相同。另外,如果应用糖皮质激素正规治疗 4 周无效时(这常见于治疗过晚病例),也应停用糖皮质激素。

感染相关性 ATIN 是否也适用糖皮质激素治疗,意见更不统一。不少学者都主张仅给予抗感染治疗,而不应用糖皮质激素,尤其在感染未被充分控制时。但是,某些感染相关性 ATIN(如汉坦病毒导致的出血热肾综合征)病情极重,感染控制后 ATIN 恢复十分缓慢,很可能遗留下慢性肾功能不全。有学者对这种患者应用糖皮质激素治疗,并发现其中部分病例确能有促进疾病缓解和减少慢性化结局的疗效,所以他们认为,在特定条件下,感染相关性 ATIN 在感染控制后仍可考虑糖皮质激素治疗。

至于 TINU 综合征,由于它是一个自身免疫性疾病,故必须使用糖皮质激素治疗。TINU 综合应用糖皮质激素治疗的疗效往往很好,对个别疗效较差者和/或肾间质出现上皮样细胞肉芽肿者,必要时还可加用免疫抑制剂治疗。

(三)免疫抑制剂治疗

药物过敏性 ATIN 一般不需要使用免疫抑制剂治疗。但是,也有报道认为,若糖皮质激素治疗2周无效时,仍可考虑加用免疫抑制剂如环磷酰胺或吗替麦考酚酯。环磷酰胺的常用量为 $1\sim2$ mg/(kg·d),一般仅用 $4\sim6$ 周,不宜过长;而文献报道的吗替麦考酚酯用量为 $0.5\sim1.0$ g,每天 2 次,应该服用多久,尚无统一意见。

另外,当药物诱发抗 TBM 抗体致病时,除需用糖皮质激素及免疫抑制剂积极治疗外,必要时还要配合进行血浆置换治疗。不过自从甲氧西林被弃用后,现在抗 TBM 抗体所致 ATIN 已很难遇到。

(四)透析治疗

当 ATIN 患者出现急性肾损伤达到透析指征时,就应及时进行透析,以清除代谢废物,纠正水、电解质及酸碱平衡紊乱,维持生命,赢得治疗时间。

(五)ATIN 的预后

药物过敏性 ATIN 的大系列研究资料显示,约 64.1% 的患者治疗后疾病能完全缓解,23.4% 能部分缓解,而 12.5% 将进入终末肾衰竭需依靠肾脏替代治疗维持生命。另一篇文献统计,约 36% 的药物过敏性 ATIN 将最终转变成慢性肾脏病。

影响疾病预后的因素如下。①治疗是否及时:这是影响疾病预后的关键因素,一般认为发病 >3 周未及时停用致敏药物进行治疗者,往往预后差。②年龄：老年患者预后差。③病理检查：肾间质纤维化（常伴肾小管萎缩及肾小管周毛细血管消失）程度重者、出现上皮样细胞肉芽肿者预后差。但是血清肌酐峰值高低、病理检查肾间质炎细胞浸润轻重及是否存在肾小管炎，与疾病预后无关。

感染相关性 ATIN 的预后与感染是否被及时有效控制及肾损害严重程度密切相关。而 TINU 综合征从总体上讲预后较好，不过疾病（尤其是眼色素膜炎）较易复发。

（六）对 ATIN 治疗的思考及期望

正如前述，影响药物过敏性 ATIN 预后的首要因素是有否及时停用致敏药物，停药不及时的患者往往预后差。为此早期识别此病进而及时停用致敏药非常重要。既往在讲述本病临床表现时，很强调发热、皮疹及关节痛"三联征"，这"三联征"的描述最早来自于甲氧西林所致 ATIN 的报道，在甲氧西林被弃用后，近年已很少出现（文献报道仅呈现在约 10% 患者中）。为此在识别药物过敏性 ATIN 时，对"三联征"不宜过度强调，否则必将导致 ATIN 诊断延误。应该说，对所有用药后出现急性肾损伤及尿检验异常（轻度蛋白尿，伴或不伴血尿及无菌性白细胞尿）的患者，均应及时做肾活检病理检查，看是否为药物过敏性 ATIN，这对于临床无全身过敏表现的 ATIN 患者（常见于 NSAID 致病时）尤为重要。

至今，对药物过敏性 ATIN 是否该用糖皮质激素治疗，看法仍未统一；而对某些感染相关性 ATIN 重症病例，在感染控制后能否应用糖皮质激素去减轻病情、改善预后，争论更大。即使应用糖皮质激素治疗，治疗方案（药物起始剂量，持续用药时间及停药指征等）应如何制订，也没有一致意见。这主要是由于对上述 ATIN 治疗，一直缺乏高质量的前瞻随机对照临床试验证据。ATIN 的发病率不是很高，正如前述，在血尿和/或蛋白尿进行肾活检的患者中其所占比例仅1% 左右，因此欲组织大样本的临床试验去验证某一治疗方案对 ATIN 的疗效，会有一定困难。但是这项工作必须去做，可能需要众多医疗单位参与的多中心研究去完成，我们期望在不久的将来能看到这种高质量的临床试验证据。

第四节　慢性肾小管间质性肾炎

慢性肾小管间质性肾病（慢性 TIN），是由许多不同因素引起的一种临床综合征。其病理变化是以肾小管萎缩和肾间质纤维化等病变为主要表现的综合征。肾小球及血管病变轻微。早期以肾小管功能损害为主,后期表现为慢性进展性肾衰竭。临床上多起病隐匿,疾病早期不出现水肿、高血压、血尿及大量蛋白尿等肾小球损害的特征表现,而突出表现为肾小管功能不全。至发病晚期,则表现为慢性进行性肾衰竭,肾小球滤过率降低。由于本病病因广泛,表现隐匿,往往发病率没有得到重视。在终末期肾脏疾病中,慢性 TIN 引起的肾衰竭占 $10\% \sim 30\%$。

一、病因、病机与临床表现

(一)病因、病机

引起慢性 TIN 的病因很多而较复杂。在我国除常见的慢性肾盂肾炎引起的慢性感染性间质性肾炎外,其他如尿路梗阻反流、药物、免疫性疾病、代谢性疾病、血液系统疾病对引起本综合征的发病特点与病因关系非常密切。若为感染所致,好发于中年女性,药物性者与服药,尤其是止痛药为多。地区差异、种族、气候、饮食习惯与本病发生有关。预后与肾功能受损程度及高血压程度有关,不佳预后主要来自尿毒症及高血压。

1.病因

(1)感染:在慢性 TIN 发病中,感染引起的慢性肾盂肾炎中占 79%,其中主要有反流性肾病和尿路梗阻合并感染而引起。可引起感染的致病微生物包括细菌、病毒、分枝杆菌及真菌等。

(2)药物和毒素:药物常见于长期滥用止痛药,以及某些肾毒性的抗生素,包括 NSAID、氨基糖苷类抗生素、两性霉素 B、环孢素 A、普卡霉素等。另外,还有部分中药,如关木通、汉防己、马兜铃等含有马兜铃酸的中草药;重金属有镉、铝、锂、金、铍等;化学毒物和生物、毒素:顺铂、甲醛、乙二醇、蜂毒、蕈毒、蛇毒、鱼胆毒等。

(3)免疫性疾病:如干燥综合征、系统性红斑狼疮、血管炎结节病、慢性异体肾移植排斥反应、冷球蛋白血症等均可引起慢性 TIN。

(4)血液系统疾病:如异常的蛋白血症、淋巴增生性疾病、多发性骨髓瘤、阵发性睡眠性血红蛋白尿,由于异常蛋白或异常细胞对肾脏的直接侵袭,引起慢性 TIN。

(5)代谢性疾病:如尿酸性肾病、低钾性肾病、糖尿病、淀粉样变性病、胱氨酸尿症、高钙血症时肾内钙质沉着等也常出现肾间质病变。

(6)梗阻和反流性肾损害：如尿路阻塞、结石、肿瘤、膀胱输尿管反流。

(7)遗传性疾病：肾髓质囊肿病，肾髓质海绵肾，遗传性多囊肾，遗传性肾炎。

(8)其他：如放射性肾炎，高血压肾动脉硬化，动脉粥样栓塞肾病，特发性慢性肾小管间质性肾炎等均可引发慢性 TIN。

2.病机

各种因素引起的慢性 TIN，主要可致肾间质免疫损伤而肾小管萎缩，间质纤维化，白细胞浸润。

3.病理检查

慢性肾盂肾炎或反流性肾脏病引起的慢性 TIN，双肾大小不一，表面凹凸不平；常见粗或细的瘢痕，部分与包膜粘连；肾盂肾盏改变可有可无；有细菌感染时，可见肾盂肾盏增厚，扩张。其他病因引起的慢性 TIN 双肾大小相等，体积缩小。

光镜检查：病理特征小管细胞萎缩，上皮细胞扁平化，小管扩张，间质纤维化；小管间质单核细胞浸润，间质细胞浸润主要由淋巴细胞和单核细胞组成，中性粒细胞、浆细胞及嗜酸性粒细胞偶见，间质水肿、出血。

慢性间质性肾炎肾小球结构在长时间内保持正常，随着病变的进展，肾小球逐渐发生病理性改变，出现球周纤维化，节段性硬化，最终全球硬化。

免疫荧光检查：偶见 C_3 或免疫球蛋白沿肾小管基底膜沉积。典型病例呈线型分布，肾小球多呈阴性，偶有系膜区节段性 C_3 及 IgM 微弱阳性。

(二)临床表现

慢性肾小管间质性肾炎起病隐匿，也可为急性间质性肾炎延续而来。

1.临床全身表现

慢性 TIN 者，在相当长时间内无任何临床症状。患者多在体检时或由其他疾病就医时，发现尿检和肾功能异常，贫血，高血压。当患者出现临床症状时，可表现为原发病的全身症状，也可表现为慢性肾功能不全的非特异症状，如疲倦、乏力、贫血、呕恶、食欲缺乏、夜尿增多、睡眠障碍等。症状的轻重与肾衰的严重程度密切相关。慢性 TIN 患者贫血发生相对较早，可能是产生红细胞生成素的间质细胞较早受到破坏有关。

疾病晚期，由于肾小球硬化，患者可出现水肿及高血压。超过 50% 患者可发生高血压，个别患者发生急性肾乳头坏死时，常有寒战、高热、肉眼血尿、腰痛，尿沉渣中可找到坏死的组织碎片。

2.肾功能减退的特点

(1)病变早期不出现水肿、高血压、大量蛋白尿等肾小球病变的特征性表现。

(2)小管间质病变导致的主要表现为小管功能不全,这也是被称为慢性小管间质性肾病,而非慢性小管间质性肾炎的原因。慢性 TIN 时,肾小管功能的下降与肾小球滤过率下降不成比例。在氮质血症前肾小管功能障碍已发生,其表现与肾小管破坏及间质纤维化的部位和程度有关。

(3)在近端肾小管功能损害时,主要表现为重吸收功能障碍,出现碳酸氢根、糖、尿酸、磷酸盐、氨基酸重吸收减少,排出增多。

(4)远端肾小管功能受损,引起尿酸化功能障碍,造成失盐、低钠、贮钾、酸碱失衡、多尿、夜尿增多,严重时可出现容量不足及高钾血症。

(5)晚期当发生明显的肾小球硬化时,临床上可出现大量蛋白尿、水肿、高血压、血清尿酸水平降低,可能为肾小管功能障碍,尿酸重吸收减少所致。

3.实验室尿检验

主要表现非肾病性蛋白尿,镜下血尿,白细胞尿及糖尿。尿蛋白常为小分子量的肾小管性蛋白尿。

(1)尿常规检查:尿蛋白±～＋,比重 1.015 以下,pH＞6.5。

(2)尿蛋白定量:≤1.5 g/24 h,低分子蛋白尿。

(3)尿溶菌酶及尿 β_2-微球蛋白增多:如出现大量蛋白尿时,则提示肾小球严重受损,预后大多不佳,25％患者可出现尿糖。有临床资料报道,28％的患者尿细菌培养阳性。

二、诊断、鉴别诊断与诊断标准

(一)诊断

本病起病隐匿,病因多样,临床表现缺乏特异性,诊断往往不及时,常易被漏诊误诊。

当出现临床症状时,长期用药史,争取尽量早期找到病因,早期做出诊断尤为重要。本病早期无肾小球损伤的特征表现,当出现以肾小管功能障碍为主要表现时,应考虑本病可能。如有无慢性肾盂肾炎史、尿路梗阻、长期应用肾毒性药物、免疫性疾病、代谢性疾病等原发性病史,当不能明确诊断时,进行肾活检利于确诊。

早中期多表现为夜尿增多,尿比重低,尿沉渣变化较少,常仅有少量细胞,蛋白尿较轻。尿蛋白为肾小管性低分子蛋白尿,β_2-微球蛋白增高,蛋白定量一般

1.5 g/24 h 以下,肾小球滤过率可正常。但部分患者在就诊时,已有不同程度的肾小球滤过功能障碍等。

辅助检查:B 超、X 线、放射线等检查,可见双肾体积缩小或正常,回声粗乱等表现。

肾活检:主要可见不同程度的间质纤维化,肾小管萎缩,间质弥漫淋巴细胞和单核细胞浸润;部分患者肾小动脉内膜增厚,管腔狭窄,肾小球缺血性皱缩及硬化。

(二)鉴别诊断

1.慢性肾小球肾炎

慢性肾小球肾炎有肾小球损害的特征性表现,如水肿、高血压、肾小球性蛋白尿等。慢性 TIN 在疾病早期无肾小球损害特征性表现,而主要表现为肾小管功能不全,如尿量增多、夜尿增多、无水肿等。

2.急性 TIN

急性 TIN 和慢性 TIN 在病因上有重叠,且即使同一损害,也可表现为连续的过程,需根据病史及典型的临床表现二者不难鉴别,必要时行肾活检确诊。

(三)诊断标准

(1)病史:有慢性肾盂肾炎病史,反流病变及尿路梗阻病史,长期接触肾毒素或用药史。

(2)肾小管损伤:有肾小管功能障碍,尿量增多,夜尿增多表现。

(3)贫血,乏力,夜眠不安等。

(4)有肾功能损害:但无高血压、水肿,轻度蛋白尿,尿 β_2-微球蛋白增多。

(5)影像学检查:B 超提示双肾大小不一致,回声粗乱,皮质髓质界限不清。

(6)肾活检:呈慢性小管间质纤维化,伴肾小球硬化。

三、治疗

(一)一般治疗

血压高者积极控制高血压,首选血管紧张素转换酶抑制剂,纠正电解质和酸碱平衡紊乱,尤其注意纠正代谢性酸中毒。出现贫血时,及早应用促红细胞生成素。当出现尿量、夜尿增多时,容易引起血容量不足,严重时可引起肾小球滤过率下降,此时注意液体的补充。

(二)病因治疗

病因治疗主指对原发病的治疗,及祛除致病因素。

(1)药物引起的及时停用相关药物。

(2)接触重金属和有害毒物者,及时停止接触。

(3)梗阻者应尽早解除梗阻。

(4)感染引起者选用敏感的抗生素。

由于免疫性疾病、造血性疾病、血管性疾病、代谢性疾病引起的慢性间质性肾病,则应积极治疗原发病。

(三)替代治疗

当慢性间质性肾病发展至肾衰竭、尿毒症时,应积极尽早进行血液透析治疗。

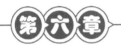

内分泌科疾病

第一节 甲状腺功能亢进症

甲状腺是人体最大的内分泌腺体,其分泌的甲状腺激素(TH)促进机体物质代谢、能量代谢以及机体的生长、发育。甲状腺功能亢进症(简称甲亢)是指由于多种因素导致甲亢、TH分泌过多,造成以神经、循环、消化等系统兴奋性增高和代谢亢进为主要临床表现的疾病总称。

甲亢以弥漫性毒性甲状腺肿,又称 Graves 病最为常见,大约占所有甲亢患者的85%。Graves 病女性患者较男性多见,男女之比为 1:(4~6),多发在20~40 岁。该病是一种器官特异性自身免疫性疾病,其发病机制尚未完全阐明。一般认为其发病机制是以遗传易感性为背景,在精神创伤、感染等诱发因素的作用下,引起体内免疫系统功能紊乱,产生异质性免疫球蛋白(自身抗体)而致病。

一、临床表现

本症临床表现与患者年龄、病程和 TH 分泌过多的程度有关。Graves 病典型临床表现主要为甲状腺激素分泌过多综合征、甲状腺肿、眼征。老年人和儿童的临床表现常不典型。

(一)甲状腺激素分泌过多综合征

1.高代谢综合征表现

T_3、T_4 分泌过多及交感神经兴奋性增高,能量、糖、脂肪、蛋白质代谢增加,体重降低,糖耐量异常。

2.心血管系统表现

心动过速、心律失常、第一心音亢进、心脏扩大、收缩期高血压,其中心率静息或睡眠时仍快。

3.神经系统表现

易激动、焦虑、烦躁、失眠、紧张等,伸舌和双手平举向前时有细震颤,腱反射活跃。

4.消化系统表现

食欲亢进,多食消瘦,大便频繁,肝功能异常。

5.血液和造血系统表现

白细胞总数降低,淋巴细胞比例增高,血小板寿命缩短,偶可引起贫血。

6.肌肉骨骼系统表现

肌肉软弱无力,可有甲亢性肌病。

7.内分泌系统表现

甲状腺激素分泌过多综合征可影响性腺和肾上腺皮质功能,早期甲亢患者促肾上腺皮质激素(ACTH)分泌增加,重症患者肾上腺皮质功能可能相对减退或不全。

8.生殖系统表现

女性患者常有月经稀发、闭经,男性患者常有勃起功能障碍,偶见乳腺发育。

9.皮肤及肢端表现

部分患者有典型小腿胫前对称性黏液性水肿,常与浸润性突眼同时或在之后发生。少数患者存在指端粗厚。

(二)甲状腺肿

主要表现为弥漫性、对称性甲状腺肿大,质软(病史久或食用含碘食物较多者质地可坚韧)、无压痛,吞咽时上下移动,也有甲状腺肿大不对称或肿大不明显者。肿大的甲状腺上、下叶外侧可扪及震颤(腺体上部较明显),可听到连续性或以收缩期为主的吹风样的血管杂音,以上为 Graves 病的重要诊断特征。

(三)眼征

Graves 病患者有 25%～50%伴有不同程度的眼病,其中突眼为重要而又较特异的体征之一。

(四)特殊临床表现及类型

儿童期甲亢临床表现与成人相似,一般后期均伴有发育障碍。18 周岁前一般采用抗甲状腺药物(ATD)治疗,但治疗效果不如成人。

淡漠型甲亢多见于老人,发病较隐匿;症状不典型,常以某一系统的表现突出;眼病和高代谢综合征表现较少,甲状腺常不肿大,但结节发生率较高;血清 TT_4 测定可在正常范围内;全身症状较重。

妊娠期甲亢主要有妊娠合并甲亢和人绒毛膜促性腺激素(HCG)相关性甲亢两种。妊娠合并甲亢者,时有类似甲亢的临床表现,如有体重不随妊娠时间相应增加、四肢近端肌肉消瘦、静息时每分钟心率超过 100 次表现之一者,应疑及甲亢。HCG 相关性甲亢者,可因大量 HCG 刺激 TSH 受体而出现甲亢,甲亢症状轻重不一,血清 FT_3、FT_4 升高,TSH 降低或不可测出,血 HCG 显著升高,属一过性。

亚临床型甲亢血 T_3、T_4 正常,而 TSH 显著降低,低于正常值下限,不伴有或有轻微的甲亢症状。亚临床型甲亢可发生于 Graves 病早期、手术或放射碘治疗后、各种甲状腺炎恢复期的暂时性临床症状,也可持续存在,成为甲亢的一种特殊临床类型,少数可进展为临床型甲亢。

T_3 型甲亢的临床表现与寻常型相同,一般较轻,但血清 TT_3 与 FT_3 均增高,TT_4、FT_4 正常甚至偏低。

二、实验室检查

(一)TSH 测定

TSH 由脑垂体分泌,是调节甲状腺功能的重要激素。甲状腺功能改变时,TSH 的波动较 T_3、T_4 更迅速、显著,是反映下丘脑-垂体-甲状腺轴功能的敏感指标,对亚临床型甲亢和亚临床型甲减的诊断有着重要意义。大部分甲亢患者 TSH 低于正常低值,但垂体性甲亢患者 TSH 不降低或升高。

(二)血清甲状腺激素水平测定

1.血清 TT_4 与 TT_3

TT_4、TT_3 是反映甲状腺功能重要的指标,不同方法及实验室测定结果差异较大。TT_4、TT_3 的增高可提示甲亢,一般二者浓度平行变化,但在甲亢初期与复发早期,TT_3 上升往往很快,约是正常值的 4 倍,TT_4 上升较 TT_3 缓慢,仅为正常值的 2.5 倍,因此 TT_3 适用于轻型甲亢、早期甲亢、亚临床型甲亢及甲亢治疗后复发的诊断,也是诊断 T_3 型甲亢的特异指标。

TT_4、TT_3 可与甲状腺结合球蛋白(TBG)等特异性结合,且结合率高。TBG 水平变化对 TT_4 的影响较 TT_3 更大些。妊娠、雌激素、病毒性肝炎等可使 TBG 升高,TT_4、TT_3 测定结果出现假性增高;雄激素、低蛋白血症(严重肝病、肾病综合征)、糖皮质激素等可使 TBG 下降,测定结果出现假性降低。

2.血清 FT_4 与 FT_3

血清 FT_4、FT_3 不受 TBG 变化的影响,敏感性、特异性均高于 TT_3、TT_4,更能准确地反映甲状腺的功能状态,但是在不存在 TBG 影响因素的情况下,仍推荐测定 TT_3、TT_4,因其指标稳定,可重复性好。

3.血清 rT_3

rT_3 是 T_4 降解的产物,几乎无生理活性。可在一定程度上反映甲状腺的功能,其血浓度的变化与 T_3、T_4 维持一定比例,基本与 T_4 变化一致。Graves 病初期或复发早期可仅有 rT_3 升高。

(三)甲状腺自身抗体测定

1.TRAb(TSH 受体抗体)

TRAb 包括 TSH 受体抗体、甲状腺刺激抗体(TSAb)和甲状腺刺激阻断抗体(TSBAb)3 类。TSH 受体抗体阳性提示存在针对 TSH 受体的自身抗体;TSAb 有刺激 TSH 受体、引起甲亢的功能,是 Graves 病的致病性抗体;TSBAb 可引起甲状腺功能减退。TRAb 检测对初发 Graves 病早期诊断、预测 ATD 治疗后甲亢复发、预测胎儿或新生儿甲亢的可能性有一定的意义。测定方法较多,但易出现假阴性和假阳性结果。

2.甲状腺过氧化物酶抗体(TPOAb)和甲状腺球蛋白抗体(TgAb)

这两种抗体水平能提示自身免疫病因。

(四)甲状腺摄[131]I 率

[131]I 摄取率诊断甲亢的符合率可达 90%。摄[131]I 率升高/减低表示甲状腺的摄碘功能亢进/减退,可鉴别甲亢的病因,不能反映病情严重程度与治疗中的病情变化。摄取率降低,提示亚急性甲状腺炎、安静型甲状腺炎、产后甲状腺炎;摄取率升高,提示缺碘性甲状腺肿;若摄取率升高且伴随高峰前移,提示 Graves病、多结节性甲状腺肿伴甲亢。随着 TH 和 TSH 检测普遍开展及监测敏感度的不断提高,[131]I 摄取率已不作为甲亢诊断的常规指标。孕妇及哺乳期妇女禁止做本测定。

(五)促甲状腺激素释放激素(TRH)兴奋试验

TRH 能促进 TSH 的合成与释放,甲亢患者 T_3、T_4 增高,反馈抑制 TSH 的分泌,因此 TSH 不受 TRH 兴奋。甲亢患者一般 TSH 水平无明显增高;TSH 有升高反应可排除 Graves 病;TSH 无反应还可见于垂体疾病伴 TSH 分泌不足、甲状腺功能"正常"的 Graves 眼病等。

三、影像学检查

甲状腺超声检查可测定甲状腺的体积,组织的回声,是否存在甲状腺结节,尤其是临床不易触摸到的小结节,并可确定结节的数量、大小和分布,鉴别甲状腺结节的性状。

核素扫描检查时,甲亢患者颈动、静脉可提前到 6~8 秒显像(正常颈静脉 12~14 秒显像,颈动脉 8~12 秒显像),甲状腺在 8 秒时显像,其放射性逐渐增加,显著高于颈动、静脉显像。

甲状腺 CT 可清晰地显示甲状腺和甲状腺与周围组织器官的关系,可发现微小病灶,测定甲状腺的体积和密度,了解甲状腺与周围器官的横向关系,有助于结节性甲状腺肿的诊断。眼部 CT 能清楚地显示眼眶内的结构,评估眼外肌受累及眼球后浸润情况,对眼眶的多种疾病的鉴别诊断有较高价值,尤其是眼球突出的病因诊断。

MRI 多用于确定甲状腺以外病变的范围,对确定肿块与其周围血管的关系价值大于 CT 或其他影像学检查。眼部 MRI 较 CT 能更清晰显示眶内多种软组织的结构和病变范围。但体内有金属物且不能取出时禁做 MRI 检查。

四、诊断标准

(一)功能诊断

甲亢病例诊断一般根据病史和临床表现,配合实验室检查来确诊。临床有高代谢及神经、循环、消化等系统兴奋性增高和代谢亢进的病例,尤其是有甲状腺肿大或突眼者应考虑存在本病可能,小儿、老年或伴有其他疾病的轻型甲亢或亚临床型甲亢临床表现不典型,需要辅以相应的实验室检查。

血 FT_3、FT_4(或 TT_3、TT_4)增高、敏感 TSH(sTSH)<0.1 mU/L 者考虑甲亢;仅 FT_3 或 TT_3 增高,FT_4、TT_4 正常者可考虑为 T_3 型甲亢;血 TSH 降低,而 FT_3、FT_4 正常者,符合亚临床型甲亢。必要时可进一步作敏感 TSH(sTSH)/超敏感 TSH(uTSH)测定和/或TRH 兴奋试验。

(二)鉴别诊断

较多亚急性甲状腺炎患者有发热等全身症状,且甲状腺肿大疼痛,伴有甲亢症状,T_3、T_4 升高、TSH 及 ^{131}I 摄取率降低。安静型甲状腺炎患者的甲状腺呈无痛性肿大,病程呈甲亢-甲减-正常过程。在甲亢阶段时 T_3、T_4 升高,^{131}I 摄取率降低;甲减阶段 T_3、T_4 降低,^{131}I 摄取率升高。

兼有桥本甲状腺炎和 Graves 病的患者有典型的甲亢临床表现和实验室检查结果,血清 TgAb 和 TPOAb 高滴度,甲亢症状很少自然缓解。少数患桥本假性甲亢(桥本一过性甲亢)患者由于疾病致滤泡破坏,甲状腺激素漏出引起一过性的甲亢,T_3、T_4 升高,^{131}I 摄取率降低,症状常在短期内消失。

甲亢与非甲亢疾病的鉴别,见表 6-1。

表 6-1 　甲亢与非甲亢疾病的鉴别

疾病	相同点	不同点
糖尿病	多食易饥,少数甲亢糖耐量减低	无甲状腺肿,甲状腺部位无血管杂音且功能正常
非毒性甲状腺肿	甲状腺肿大,^{131}I 摄取率可增高	单纯性甲状腺肿无甲亢症状与体征,^{131}I 摄取率高峰不前移,T_3 抑制试验阴性,甲状腺功能正常
神经官能症	神经、精神症状相似	神经官能症无高代谢综合征、突眼、甲状腺肿,甲状腺功能正常
更年期综合征	情绪不稳定、烦躁、失眠、出汗	更年期甲状腺不肿大且功能基本正常
嗜铬细胞瘤	交感神经兴奋症状	无甲状腺肿,甲状腺功能正常,常有高血压

五、治疗原则

目前,治疗甲亢一般采用药物治疗、放射性 ^{131}I 治疗、手术治疗,治疗时应根据患者具体情况和个人意愿等选择治疗方法。一般情况下年龄较小、病情轻、甲状腺轻中度肿大患者多选择药物治疗;而病情较重、病程长、甲状腺中重度肿大患者多采用 ^{131}I 或手术等根治性治疗方法。儿童患者应先考虑用药物治疗,尽可能避免使用 ^{131}I 治疗。

(一)甲亢的一般治疗

舒缓精神,避免情绪波动,适当休息并给予对症、支持治疗,补充足够热量和营养(糖、蛋白质和 B 族维生素等),忌碘饮食。

(二)甲亢的药物治疗

甲亢治疗药物有抗甲状腺药物、碘及碘化物及 β 受体阻滞剂。

1.抗甲状腺药物

抗甲状腺药物的临床疗效较肯定,治愈率 40%～60%;方便、经济、使用较安全,一般不会导致永久性甲减。但该类药物在临床应用具有局限性,主要是因为治疗用药疗程长 1～2 年至数年,停药后复发率高,可达 50%～60%,少数患者伴发肝损害或粒细胞减少症等。

(1)药物分类:抗甲状腺药物分为硫脲类和咪唑类,前者的代表药物是硫氧嘧啶、丙硫氧嘧啶,后者为甲巯咪唑、卡比马唑。

(2)药物疗程:治疗疗程有长程疗法、短程疗法及阻断-替代疗法等。短疗程疗法的服药时间<6个月,治愈率40%;长疗程法的服药时间在1.5年以上,治愈率60%。长程疗法分为初治期、减量期、维持期,药物剂量一般根据病情选择。长程疗法因其治疗效果好而常用,治疗一旦开始一般不宜中断,治疗中如出现症状缓解但甲状腺肿或突眼恶化的情况时,抗甲状腺药物应酌情减量并可加用 L-甲状腺素钠(L-T_4)25～100 $\mu g/d$ 或甲状腺片 20～60 mg/d。

(3)停药指征:长程疗法的停药指征一般为甲亢症状完全缓解;甲状腺肿缩小、血管杂音消失;抗甲状腺药物维持量小;血 T_3、T_4、TSH 正常;T_3 抑制试验及 TRH 兴奋试验正常;TSAb 明显下降或转阴;足疗程。停药时甲状腺明显缩小并且 TSAb 阴性,停药后复发率低;停药时甲状腺肿大或 TSAb 阳性,停药后复发率高,此类患者应延长治疗时间。

(4)注意事项:应用抗甲状腺药物应注意其不良反应,需经常检测肝肾功能和血常规。

2.碘及碘化物

一般用于术前准备和甲亢危象。术前准备时先用抗甲状腺药物(ATD)控制症状,术前 2～3 周应用大剂量碘,使甲状腺减轻充血,质地变韧,便于手术,减少出血。

3.β受体阻滞剂

用于甲亢初治期的辅助治疗,也可用于术前准备或甲状腺危象。改善患者心悸等交感神经兴奋状态,并抑制 T_4 向 T_3 的转化。

(三)手术治疗

甲状腺次全切手术主要是用手术方法切除部分甲状腺组织以减少甲状腺激素的产生,达到治疗甲亢的目的。治愈率可达70%以上,治疗后复发率较药物治疗低,但可引起多种并发症。

手术治疗甲亢的适应证:中、重度甲亢,服药无效、复发或不愿长期服药者;甲状腺巨大,有压迫症状者;胸骨后、结节性甲状腺肿伴甲亢者。禁忌证:较重或发展较快的浸润性突眼者;合并心、肝、肾、肺疾病,不能耐受手术者;妊娠早期(3个月前)及晚期(6个月后);轻症可用药物治疗者。

术前用抗甲状腺药物治疗至症状控制,患者甲状腺功能接近正常,心率每分钟<80次,T_3、T_4 在正常范围内。为减少术中出血,术前 2 周加服复方碘溶液。若患者对 ATD 有不良反应或不能缓解症状,可尝试普萘洛尔加碘剂的准备方法。

(四)放射性碘治疗

甲状腺有高度摄取和浓集碘的能力,^{131}I释放出β射线可破坏甲状腺滤泡上皮而减少 TH 分泌,还能抑制甲状腺内淋巴细胞的抗体生成,增强了疗效。^{131}I治疗具有迅速、简便、安全、疗效明显等优点,且疗程短、治愈率高、复发率低。接受^{131}I治疗时应注意:服^{131}I治疗前 2～4 周避免应用碘剂及含碘的药物;服^{131}I前应空腹,服药 2 小时后方可进食;服药后患者应与家人隔离,尤其是与儿童和妊娠妇女,餐具和水杯与家人分开使用;非妊娠期妇女在接受^{131}I治疗后半年内不宜妊娠;定期复查及随访。

(五)Graves 眼病的治疗

Graves 眼病以男性多见,43％的患者甲亢与 Graves 眼病同时发生,44％甲亢先于 Graves 眼病发生,还有 5％的患者仅有明显突眼而无甲亢症状,称其为甲状腺功能正常的 Graves 眼病。

非浸润性突眼无需特别处理,突眼会随甲状腺功能恢复正常而消失。治疗 Graves 眼病时,对于有临床型甲亢或亚临床型甲亢证据的患者应采取有效的抗甲亢治疗,甲状腺功能恢复正常可使眼睑挛缩、凝视、眶周水肿等症状减轻,可更准确地评价眶内受累程度,选择适当的治疗方案。严重突眼不宜行甲状腺次全切除术,慎用^{131}I治疗。

1.Graves 眼病的局部治疗

高枕卧位;限制钠盐及使用利尿剂减轻水肿;戴有色眼镜保护眼睛,防止强光及灰尘刺激;睡眠时使用抗生素眼膏;睡眠时可用眼罩或盐水纱布敷眼。

2.Graves 眼病的全身治疗

(1)抗甲状腺药物:主要用于甲亢伴明显突眼者,可稳定甲状腺功能,有利于突眼恢复。在治疗过程中应避免发生甲低及 TSH 升高,必要时可用 $L\text{-}T_4$(100～200 μg/d)或干甲状腺片(60～120 mg/d)与 ATD 联用。

(2)免疫抑制剂及非特异性抗炎药物:泼尼松每次 10～20 mg,每天 3 次,早期疗效较好,症状好转后减量。一般 1 个月后再减至维持量 10～20 mg/d,也可隔天给予最小维持量而逐渐停药。对糖皮质激素不敏感或有禁忌证的 Graves 眼病患者,可考虑试用奥曲肽,据报道该药物对于抑制球后组织增生有一定的效果。也可试用免疫抑制剂,但需注意血白细胞减少等不良反应。多数研究证实,糖皮质激素和环孢素 A 合用临床效果优于单独使用糖皮质激素。

(3)球后放疗:一般大剂量皮质激素治疗无效或有禁忌证无法使用时考虑应用。

(4)眼眶减压手术对改善突眼和眼部充血症状效果较好。

第二节 甲状腺功能减退症

甲状腺功能减退症(简称甲减)是指各种原因引起的 TH 合成、分泌或生物效应不足所导致的一组疾病。甲减女性较男性多见,男女之比为1：(5～10),且随年龄增加患病率逐渐上升。新生儿甲减发生率约为1：4 000,青春期甲减发病率降低,成年后再次上升。甲减病因较复杂,按起病时间可分为呆小病(克汀病)、幼年型甲减、成年型甲减。

一、病因

呆小病甲减始于胎儿或新生儿,病因有两种:地方性呆小病,即因母体缺碘,供应胎儿的碘不足,胎儿 TH 合成不足或甲状腺发育不全而造成神经系统不可逆的损害;散发性呆小病,胎儿甲状腺发育不全或 TH 合成发生障碍。

幼年型甲减起病于青春期发育前儿童,病因与成人患者相同。成年型甲减起病于成年者,主要有 TH 缺乏、TSH 缺乏及周围组织对 TH 不敏感3种类型。

(一)TH 缺乏

原发性 TH 缺乏,病因不明。

继发性 TH 缺乏,常见于甲状腺破坏,如手术切除,放射性碘或放射线治疗后;抗甲状腺药物(ATD)治疗过量,摄入碘化物过多,使用过氯酸钾、碳酸锂等;其他因素:甲状腺炎、慢性淋巴细胞性甲状腺炎、伴甲状腺肿或结节的甲状腺功能减退、晚期甲状腺癌和转移性肿瘤。

(二)血清 TSH 缺乏

TSH 缺乏分为垂体性和下丘脑性。前者常见于肿瘤、手术、放疗和产后垂体坏死;后者常见于下丘脑肿瘤、肉芽肿、慢性疾病或放疗。

(三)TH 不敏感综合征

TH 受体基因突变、TH 受体减少或受体后缺陷所致,有家族发病倾向。

二、临床表现

TH 减少可引起机体各系统功能代谢减慢,功能降低。甲减的临床表现一般取决于起病年龄和病情的严重程度,重者可引起黏液性水肿,甚至黏液性水肿昏迷。亚临床型甲减无明显甲减症状与体征,但存在发展为临床型甲减的可能性,也可造成动脉粥样硬化和心血管疾病,妊娠期亚临床甲减可能影响后代的神经智力发育。

(一)呆小病

如甲减发生于胎儿和婴幼儿时期,一般起病较急,可阻碍大脑和骨骼生长发育,导致智力低下和身材矮小,且多不可逆。呆小病患儿起病越早病情越严重。患儿表现为体格及智力发育缓慢、反应迟钝、颜面苍白、眼距增宽、鼻根宽且扁平、鼻梁下陷、口唇厚、舌大外伸、四肢粗短、出牙换牙延迟、骨龄延迟、行走晚且呈鸭步,心率慢、脐疝多见,性器官发育延迟,成年后矮小。

(二)幼年型甲减

幼年型甲减的临床表现介于成人型与呆小病之间。幼儿发病者与呆小病相似,只是发育迟缓和面容改变不如呆小病显著;较大儿童及青春期发病者,类似成人型甲减,但伴有不同程度的生长阻滞。

(三)成年型甲减

成年型甲减多见于中年女性,男女比例为 1∶(5～10),发病缓慢、隐匿,有时长达 10 余年才表现出典型症状,主要表现为代谢率减低和交感神经兴奋性下降,及时治疗多可逆。

1.一般表现

出汗减少、怕冷、动作缓慢、精神萎靡、疲乏嗜睡、智力减退、食欲下降、体重增加、大便秘结,有的出现黏液性水肿面容(表情淡漠、水肿、眼睑下垂,鼻、唇增厚,毛发脱落无光泽)。

2.低代谢综合征

疲乏嗜睡、行动迟缓,记忆力减退,怕冷无汗,体温低于正常。

3.皮肤表现

苍白或姜黄色,皮肤粗糙、多鳞屑和角化,指甲生长缓慢、厚脆。

4.神经精神系统表现

记忆力、理解力减退、反应迟钝、嗜睡、精神抑郁、严重者可发展为猜疑性精神分裂症,重者多表现为痴呆、木僵或昏睡、共济失调或眼球震颤。

5.肌肉与关节表现

肌肉软弱乏力、偶见重症肌无力,收缩与松弛均缓慢延迟,肌肉疼痛、僵硬,黏液性水肿患者可伴有关节病变,偶有关节腔积液。

6.心血管系统表现

心动过缓、心音低弱、心脏扩大、常伴有心包积液、血压可升高,久病者易发生动脉粥样硬化及冠心病。

7.消化系统表现

食欲减退、便秘、腹胀,甚至麻痹性肠梗阻或黏液性水肿巨结肠,可有胃酸缺乏、贫血。

8.内分泌系统表现

男性勃起功能障碍,女性月经过多、经期长、不孕、溢乳,肾上腺皮质功能偏低、血和尿皮质醇降低。

9.呼吸系统表现

呼吸浅而弱,对缺氧和高碳酸血症不敏感。

10.黏液性水肿昏迷表现

嗜睡、低体温($<35\ ℃$)、呼吸减慢、血压下降、心动过缓、四肢肌肉松弛、反射减弱或消失,甚至昏迷、休克。

三、实验室检查

(一)生化检查

1.血红蛋白和红细胞

本病可致轻、中度正常细胞正色素性贫血,小细胞低色素性或大细胞型贫血。

2.血脂

甲状腺性甲减胆固醇常升高,继发性甲减胆固醇正常或降低。

3.血氨基酸

同型半胱氨酸(Hcy)增高。

4.其他

血胡萝卜素升高,尿 17-酮类固醇、17-羟皮质类固醇降低,糖耐量试验呈扁平曲线,胰岛素反应延迟。

(二)心功能检查

心电图示低电压、窦性心动过缓、T 波低平或倒置,偶有 PR 间期延长(AV 传导阻滞)及 QRS 波时限增加,心肌酶谱升高。

(三)影像学检查

成骨中心出现和生长迟缓(骨龄延迟),成骨中心骨化不均匀呈斑点状(多发性骨化灶),骨骺与骨干的愈合延迟。X线片上心影常为弥漫性双侧增大。甲状腺核素扫描检查可发现和诊断异位甲状腺。

(四)甲状腺激素测定

1.血清总 T_4(TT_4)和血清总 T_3(TT_3)

诊断轻型甲减和亚临床甲减时,TT_4 较 TT_3 敏感,TT_4 降低而 TT_3 正常是早期诊断甲减的指标之一。较重者血 TT_3 和 TT_4 均降低,轻型甲减的 TT_3 不一定下降。TT_4、TT_3 受甲状腺结合球蛋白(TBG)影响,检查结果可出现偏差。

2.血清游离 T_4(FT_4)和游离 T_3(FT_3)

FT_4 和 FT_3 不受 TBG 变化的影响,其敏感性与特异性均高于 TT_4 和 TT_3。甲减患者一般 FT_4 和 FT_3 均下降,轻型甲减、甲减初期以 FT_4 下降为主。

3.血清 TSH 测定

TSH 测定是诊断甲减最主要的指标。甲状腺性甲减,TSH 可升高;垂体性或下丘脑性甲减,常降低,并可伴有其他腺垂体激素分泌低下。当 sTSH(敏感TSH)$\geqslant 5.0$ mU/L,加测 FT_4、甲状腺球蛋白抗体(TgAb)和甲状腺过氧化物酶抗体(TPOAb),以明确诊断亚临床型甲减或自身免疫性甲状腺病。也可用TSH 筛查新生儿甲减。

4.TPOAb 和 TgAb 测定

TPOAb 和 TgAb 是确定自身免疫甲状腺炎的主要指标。亚临床型甲减患者存在高滴度的 TgAb 和 TPOAb,进展为临床型甲减的可能性较大。

(五)动态兴奋试验

TRH 兴奋试验:原发性甲减 TSH 基础值升高,TRH 刺激后升高增强;垂体性甲减 TRH 刺激后多无反应;下丘脑性甲减受刺激后 TSH 升高并多呈延迟反应。

四、诊断标准

甲减病例诊断一般根据病史、临床表现和体格检查,再配合实验室检查来确诊。原则是以 TSH 为一线指标,如血 TSH>5.0 mU/L 应考虑可能存在原发性甲减。单次 TSH 测定不能诊断为甲减,必要时可加测 FT_4、FT_3 等,对于处在TSH 临界值者要注意复查。

(一)甲减诊断思路

甲减临床表现缺乏特异性,轻型甲减易漏诊,如有以下表现之一,可考虑存在甲减的可能：乏力、虚弱、易于疲劳但无法解释；反应迟钝，记忆力明显下降；不明原因的虚浮、体重增加；怕冷；甲状腺肿，无甲亢表现；血脂异常，尤其是总胆固醇、低密度脂蛋白增高；心脏扩大，有心衰样表现但心率不快。血清 TSH 和 FT_4 正常可排除甲减。

(二)呆小病的早期诊断

呆小病的早期诊断极为重要。早日确诊可尽可能避免或减轻永久性智力发育缺陷。婴儿期诊断本病较困难，应仔细观察其面貌、生长、发育、皮肤、饮食、大便、睡眠等各方面情况，必要时做有关实验室检查。应注意呆小病的特殊面容与先天性愚型(伸舌样痴呆称唐氏综合征)鉴别。

(三)特殊类型甲减的诊断

TSH 不敏感综合征的临床表现不均一。对于无临床表现的患者，诊断较困难。TH 不敏感综合征有 3 种类型，即全身不敏感型、垂体不敏感型及周围不敏感型。

(四)甲减与非甲状腺疾病鉴别

甲减与非甲状腺疾病贫血、慢性肾炎等疾病，在某些病理性体征上的表现相同，若不能掌握其各自的不同，容易误诊。甲减与非甲状腺疾病鉴别见表 6-2。

表 6-2　甲减与非甲状腺疾病的鉴别

非甲状腺疾病	相同点	不同点
贫血	贫血	甲减可引起血清 T_3、T_4↓和 TSH↑
慢性肾炎	黏液性水肿，血 T_3、T_4 均减少，尿蛋白可为阳性，血浆胆固醇可增高	甲减者尿液正常、血压不高，肾功能大多正常
肥胖症	水肿，基础代谢率偏低	肥胖症 T_3、T_4、TSH 均正常
特发性水肿	水肿	特发性水肿下丘脑-垂体-甲状腺功能正常

注：TSH 为促甲状腺素。

五、治疗原则

(一)治疗目标

甲减确诊后应及早使用甲状腺制剂替代治疗，一般需终身服药，并根据体征对症治疗。治疗的主要目标是控制疾病，使甲减临床症状和体征消失，将 TSH、TT_4、FT_4 值维持在正常范围内，对于垂体性及下丘脑性甲减，则以把 TT_4、FT_4 值维持在正常范围内作为目标。

(二)替代治疗

替代治疗的药物主要有干甲状腺片、L-甲状腺素钠(L-T_4)、L-三碘甲腺原氨酸(L-T_3)。替代治疗甲状腺激素用量受甲减病情及并发症、患者年龄、性别、生活环境及劳动强度等多种因素的影响,因此替代治疗需个体化调整用药剂量。

甲减药物治疗剂量与患者的病情、年龄、体重、个体差异有关。临床上有时需要更换替代制剂,替代过程中,需重视个体的临床表现,根据患者不同的情况而定,必要时复查血清 TSH、T_4、T_3、血脂等。

(1)呆小病越早疗效越好,并需要终身服用药物替代治疗。

(2)幼年型黏液性水肿的治疗与较大的呆小病患儿相同。

(3)成人型黏液性水肿应用甲状腺激素替代治疗原则强调"治疗要早,正确维持,适量起始,注意调整"等,必须从小剂量开始应用。

(4)黏液性水肿昏迷是一种罕见的重症,可危及生命,多见于老年患者,预后差。L-T_4 作用较慢,需选用作用迅速的 L-T_3。

(5)亚临床甲减患者 TSH 水平高于正常,游离 T_3/T_4 正常,无明显甲减症状。若得不到及时的治疗,可转化成典型甲减。血清 TSH 4.5~10 mU/L,可暂不给予 L-T_4,每 6~12 个月随访甲状腺功能;血清 TSH>10 mU/L,可给予 L-T_4 替代治疗。

(6)妊娠期甲状腺激素缺乏,对胎儿的神经、智力发育影响较大,应进行筛查。一般认为妊娠早期 TSH 参考范围应低于非妊娠人群 30%~50%,TT_4 浓度大约为非妊娠期的 1.5 倍。若妊娠期间 TSH 正常,TT_4<100 nmol/L,则可诊断低 T_4 血症。妊娠前如已确诊甲减,应调整 L-T_4 剂量,待血清 TSH 恢复至正常范围再怀孕;妊娠期间发生甲减,应立即使用 L-T_4 治疗。

(7)TSH 不敏感综合征治疗取决于甲减的严重程度。对于临床上无甲减症状,且发育正常,血清 T_3、T_4 正常,仅血清 TSH 增高,这种患者是否需补充 TH 尚无统一意见,有待进一步观察研究。替代治疗一般使用 L-T_4 和干甲状腺片,TSH 不敏感综合征的治疗特别强调早期诊断和早期治疗,并维持终生。

(8)TH 不敏感综合征目前无根治方法。可根据疾病的严重程度和不同类型选择治疗方案,并维持终生。轻型临床上无症状患者可不予治疗。有症状者宜用 L-T_3,剂量应个体化,但均为药理剂量。周围型甲减患者有些 L-T_3 剂量使用到 500 μg/d,才使一些 TH 周围作用的指标恢复正常。全身型甲减者用 L-T_3 治疗后血清 TSH 水平可降低,甲减症状改善。

第三节　甲　状　腺　炎

甲状腺炎是一类累及甲状腺的异质性疾病。由自身免疫、病毒感染、细菌或真菌感染、慢性硬化、放射损伤、肉芽肿、药物、创伤等多种原因所致的甲状腺滤泡结构破坏。其病因不同,组织学特征各异,临床表现及预后差异较大。按发病缓急可分为急性、亚急性和慢性甲状腺炎;按病因可分为感染性、自身免疫性和放射性甲状腺炎;按组织病理学可分为化脓性、肉芽肿性、淋巴细胞性和纤维性甲状腺炎。临床上常见的慢性淋巴细胞性甲状腺炎、产后甲状腺炎、无痛性甲状腺炎均为自身免疫性甲状腺炎。

一、亚急性甲状腺炎

(一)病因和发病机制

亚急性甲状腺炎又称亚急性肉芽肿性甲状腺炎,多由病毒感染引起,以短暂疼痛的破坏性甲状腺组织损伤伴全身炎症反应为特征。各种抗甲状腺自身抗体在疾病活动期可以出现,可能是继发于甲状腺滤泡破坏后的抗原释放。

(二)临床表现

1.上呼吸道感染

起病前常有上呼吸道感染史,所以常有上呼吸道感染症状,如疲劳、倦怠、咽痛等,体温不同程度升高。

2.甲状腺区特征性疼痛

逐渐或突然发生甲状腺部位的疼痛,常放射至同侧耳部、咽喉、下颌角等处。

3.甲状腺肿大

弥漫性或不对称性肿大,压痛明显,可伴有结节,质地硬,无震颤和杂音。

4.甲状腺功能异常

典型病例分为甲亢期、甲减期、恢复期3期。在甲亢期和甲减期可有甲亢或甲减的临床表现及甲状腺激素水平、TSH水平的异常。

(三)诊断要点

1.上呼吸道感染

发病前有上呼吸道感染史。

2.局部表现

甲状腺肿大、疼痛和压痛。

3.全身表现

发热、乏力等。

4.试验室检查

红细胞沉降率快,血 T_3、T_4 升高,TSH 下降,甲状腺摄碘率下降(分离现象)。

(四)治疗原则

(1)治疗目的:缓解疼痛,减轻炎症反应。

(2)非甾体抗炎药(解热镇痛剂)用于轻症患者,疗程 2 周,常用药物有吲哚美辛、阿司匹林等。

(3)糖皮质激素对于疼痛剧烈、体温持续显著升高、水杨酸或其他非甾体抗炎药治疗无效者可以应用泼尼松 20～40 mg/d 口服,维持 1～2 周后逐渐减量,总疗程 6～8 周以上。

(4)伴有甲亢者,不服用抗甲状腺药物,可以给予 β 受体阻滞剂。

(5)甲减明显、持续时间长者,可以应用甲状腺激素替代治疗,但宜短期、小剂量使用;只有永久性甲减需要长期替代治疗。

二、慢性淋巴细胞性甲状腺炎

慢性淋巴细胞性甲状腺炎又称桥本甲状腺炎(HT),是自身免疫性甲状腺炎(AIT)的一个类型。

(一)病因和发病机制

目前,公认的病因是自身免疫,主要是Ⅰ型辅助型 T 淋巴细胞免疫功能异常。患者血清中出现 TPOAb、TGAb、甲状腺刺激阻断抗体(TSBAb)。遗传因素和环境因素也参与了 HT 的发病。

(二)临床表现

(1)起病隐匿,进展缓慢,多数患者缺乏临床症状,尤其是在病程早期。

(2)甲状腺弥漫性对称性肿大,少数不对称,质地韧硬。偶有局部疼痛与触痛。少数患者可有突眼。

(3)甲状腺功能可以正常、亢进或减低。HT 与 GD 并存时称为桥本甲状腺毒症。

(4)可以同时伴发其他自身免疫性疾病,如与 1 型糖尿病、甲状旁腺功能减退症、肾上腺皮质功能减退症同时存在时称为内分泌多腺体自身免疫综合征Ⅱ型。

(三)诊断要点

(1)甲状腺肿大、质地坚韧、伴或不伴结节。

(2)甲状腺自身抗体 TPOAb 和/或 TGAb 长期高滴度阳性。

(3)细针穿刺活检有确诊价值。

(4)伴临床甲减或亚临床甲减支持诊断。

(四)治疗原则

1.随访

既无症状、甲状腺功能又正常的 HT 患者主张半年到 1 年随访 1 次,主要检查甲状腺功能。

2.病因治疗

目前,无针对病因的治疗方法,提倡低碘饮食。

3.甲减和亚临床甲减的治疗

临床甲减者需要 $L\text{-}T_4$ 替代治疗,亚临床甲减者需要评估患者的危险因素再决定是否应用 $L\text{-}T_4$。

4.应用 β 受体阻滞剂

伴甲亢者可以应用 β 受体阻滞剂。

三、无痛性甲状腺炎

无痛性甲状腺炎又称亚急性淋巴细胞性甲状腺炎、安静性甲状腺炎,是 AIT 的一个类型。

(一)病因和发病机制

本病与自身免疫有关。与 HT 相似,但淋巴细胞浸润较 HT 轻,表现为短暂、可逆的甲状腺滤泡破坏、局灶性淋巴细胞浸润,50%的患者血中存在甲状腺自身抗体。

(二)临床表现

1.甲状腺肿大

弥漫性轻度肿大,质地较硬,无结节,无震颤和杂音,无疼痛和触痛为其特征。

2.甲状腺功能

甲状腺功能变化类似于亚急性甲状腺炎,分为甲状腺毒症期、甲减期和恢复期。半数患者并不经过甲减期。

(三)诊断要点

(1)可以有甲亢的临床表现,也可以无任何症状。

(2)甲状腺毒症阶段甲状腺激素水平升高而摄碘率下降,$T_3/T_4<20$ 对诊断有帮助,恢复期甲状腺激素水平和摄碘率逐渐恢复正常。

(3)多数患者甲状腺自身抗体阳性,其中 TPOAb 增高更明显。

(四)治疗原则

1.甲状腺毒症阶段

避免应用抗甲状腺药物,可以应用 β 受体阻滞剂,一般不主张应用糖皮质激素。

2.甲减期

一般不主张应用甲状腺激素,症状明显、持续时间长者可小剂量应用,如果是永久甲减需要终生替代治疗。

3.定期监测甲状腺功能

本病有复发倾向,甲状腺抗体滴度逐渐升高,有发生甲减的潜在危险,故临床缓解后也需要定期监测甲状腺功能。

第四节　甲状腺结节

甲状腺结节是临床常见疾病。流行病学调查显示,在一般人群中采用触诊的方法,甲状腺结节的检出率为 3%～7%,采用高分辨率超声,其检出率可达 19%～67%。甲状腺结节在女性和老年人群中多见。虽然甲状腺结节的患病率很高,但仅有约 5%的甲状腺结节为恶性,因此甲状腺结节处理的重点在于良恶性的鉴别。

一、病因及分类

多种甲状腺疾病都可以表现为甲状腺结节,包括局灶性甲状腺炎症、甲状腺腺瘤、甲状腺囊肿、结节性甲状腺肿、甲状腺癌、甲状旁腺腺瘤或囊肿、甲状舌管囊肿等。此外,先天性一叶甲状腺发育不良而另一叶甲状腺增生,以及甲状腺手术后及放射性碘治疗后残留甲状腺组织的增生亦可以表现为甲状腺结节。

二、诊断

甲状腺结节诊断的首要目的是确定结节为良性还是恶性,可以通过询问病史、物理检查、甲状腺细针穿刺细胞学检查及超声、扫描等确定诊断。

(一)病史及体格检查

目前,已知的影响结节良恶性的因素包括年龄、性别、放射线照射史、家族史等。儿童及青少年甲状腺结节中恶性的比率明显高于成人。年龄＞60岁以上者恶性的比率增加,且未分化癌的比例明显增高。成年男性甲状腺结节的患病率较低,但恶性的比例高于女性。与甲状腺癌发生相关的最重要的危险因素为放射线暴露,既往有头颈部放射照射史及核素辐射史者,甲状腺结节和甲状腺癌的发生率明显增高。患者的家族史对甲状腺结节的判定也有一定的帮助,有甲状腺肿家族史和地方性甲状腺肿地区居住史者甲状腺肿的发生率较高。有甲状腺癌家族史及近期出现的甲状腺结节增长较快,或伴有声音嘶哑、吞咽困难和呼吸道梗阻者提示可能为恶性。

大多数甲状腺结节患者没有临床症状,仅表现为无痛性颈部包块,合并甲状腺功能异常时,可出现相应的临床表现,部分患者由于结节侵犯周围组织出现声音嘶哑、压迫感、呼吸和/或吞咽困难等压迫症状。甲状腺的肿块有时较小,不易触及,容易漏诊。检查时要求患者充分暴露颈部,仔细触诊。正常的甲状腺轮廓视诊不易发现,若看到甲状腺的外形常提示甲状腺肿大。触诊检查时要注意甲状腺的大小、质地、有无肿块及肿块的数目、部位、边界、活动度、肿块有无压痛及颈部有无肿大的淋巴结等,提示恶性病变的体征包括结节较硬、与周围组织粘连固定、局部淋巴结肿大等。

(二)实验室检查

甲状腺结节患者均应行甲状腺功能检测。血清促甲状腺激素(TSH)水平降低提示可能为自主功能性或高功能性甲状腺结节,需行甲状腺核素扫描进一步判断结节是否具有自主摄取功能,功能性或高功能性甲状腺结节中恶性的比例极低。甲状腺自身抗体阳性提示存在桥本甲状腺炎可能,但不排除同时伴有恶性疾病,因乳头状甲状腺癌和甲状腺淋巴瘤可与桥本甲状腺炎并存。甲状腺球蛋白(Tg)是甲状腺产生的特异性蛋白,由甲状腺滤泡上皮细胞分泌,多种甲状腺疾病可引起血清 Tg 水平升高,包括分化型甲状腺癌、甲状腺肿、甲状腺组织炎症或损伤、甲状腺功能亢进症等,因此血清 Tg 测定对甲状腺结节的良恶性鉴别没有帮助,临床主要用于分化型甲状腺癌手术及清甲治疗后的随访监测。分化型甲状腺癌行甲状腺全切及 ^{131}I 清甲治疗后,体内 Tg 很低或测不到,在随访过程中如果血清 Tg 升高提示肿瘤复发。降钙素由甲状腺滤泡旁细胞(C 细胞)分泌,降钙素升高是甲状腺髓样癌的特异性标志,如疑及甲状腺髓样癌应行血清降钙素测定。

(三)超声检查

高分辨率超声检查是评估甲状腺结节的首选方法,可以探及直径 2 mm 以上结节,已在甲状腺结节的诊断过程中广泛使用。颈部超声可确定甲状腺结节的大小、数量、位置、囊实性、形状及包膜是否完整、有无钙化、血供及与周围组织的关系等情况,同时可评估颈部有无肿大淋巴结以及淋巴结的大小、形态和结构特点,是区分甲状腺囊性或实性病变的最好无创方法。此外,对甲状腺良恶性病变的鉴别也有一定价值。以下超声征象提示甲状腺癌的可能性大:①实性低回声结节;②结节内血供丰富;③结节形态和边缘不规则,"晕征"缺如;④微小钙化;⑤同时伴有颈部淋巴结超声影像异常,如淋巴结呈圆形、边界不规则、内部回声不均或有钙化、皮髓质分界不清、淋巴门消失等。在随访过程中超声检查还可以较客观地监测甲状腺结节大小的变化。较小而不能触及的结节可在超声引导下进行细针穿刺。甲状腺癌术后患者定期颈部超声检查可以帮助确定有无局部复发。

(四)甲状腺核素显像

适用于评估直径>1 cm 的甲状腺结节,根据对放射性核素的摄取情况,甲状腺结节可以分为"热"结节、"温"结节、"冷"结节。除极少数的滤泡状甲状腺癌外,绝大多数可自主摄取放射性核素的"热"结节均为良性病变。放射性核素的摄取与周围组织相似或略高于周围组织的"温"结节通常也为良性。甲状腺恶性肿瘤通常表现为放射性核素摄取极低的"冷"结节,但冷结节中只有不足 20% 为恶性,80% 以上为良性,如甲状腺囊性病变、局灶性甲状腺炎等都表现为"冷"结节。核素显像在甲状腺结节良恶性鉴别中的作用有限,一般临床考虑甲状腺结节为高功能者首选核素扫描,否则核素扫描不作为甲状腺结节的首选检查。

有些化学物质与癌组织的亲和力较高,经同位素标记后用于亲肿瘤甲状腺显像,如 ^{99m}Tc-甲氧基异丁基异腈(^{99m}Tc-MIBI)、^{201}Ti、^{131}Cs 等。虽然它们与恶性肿瘤的亲和力较高,扫描常呈阳性(即浓聚放射性物质),但并不是特异性的。有些代谢较活跃的组织(如自主功能性甲状腺腺瘤)或富含线粒体的组织(如桥本甲状腺炎的嗜酸性变细胞)也可呈阳性。因此,对这些亲肿瘤现象的结果必须结合其他资料综合分析。

PET/CT 显像是目前较为先进的核医学诊断技术,^{18}F-FDG 是最重要的显像剂。PET 显像能够反映甲状腺结节摄取和代谢葡萄糖的状态,但并非所有的甲状腺恶性结节都在 ^{18}F-FDG PET 显像中表现为阳性,某些良性结节也会摄取 ^{18}F-FDG,因此单纯依靠 ^{18}F-FDG PET 显像也不能准确鉴别甲状腺结节的良恶性。

(五)放射学诊断

CT 和 MRI 作为甲状腺结节的诊断手段之一,可以显示结节与周围解剖结构的关系,明确病变的范围及其对邻近器官和组织的侵犯情况,如对气管、食管等有无压迫和破坏,颈部淋巴结有无转移等,但它们在评估甲状腺结节的良恶性方面并不优于超声。CT 和 MRI 对微小病变的显示不及超声,但对胸骨后病变的显示较好。

(六)甲状腺结节细针抽吸细胞学检查

甲状腺结节细针抽吸细胞学检查(FNAB)是甲状腺结节诊断过程中的首选检查方法,该方法简便、安全、结果可靠,对甲状腺结节的诊断及治疗有重要价值,被视为术前诊断甲状腺结节的"金标准",通常分为恶性、可疑恶性、不确定性及良性。甲状腺细针穿刺对甲状腺乳头状癌、甲状腺髓样癌和未分化甲状腺癌等具有可靠的诊断价值,由于甲状腺滤泡状癌和滤泡细胞腺瘤的区别为有无包膜和血管浸润,因此细胞学检查一般无法区分甲状腺滤泡状癌和滤泡状腺瘤。

凡直径大于 1 cm 的甲状腺结节,均可考虑 FNAB 检查。直径＜1 cm 的甲状腺结节,如存在下述情况可考虑超声引导下细针穿刺:①超声提示结节有恶性征象;②伴颈部淋巴结超声影像异常;③童年期有颈部放射线照射史或辐射暴露史;④有甲状腺癌病史或家族史;⑤^{18}F-FDG PET 显像阳性。

甲状腺粗针穿刺也可以获得组织标本供常规病理检查所用。如细胞学不能确定诊断且结节较大者可行粗针穿刺病理检查,但不足之处是创伤较大。

(七)分子生物学检测

经 FNAB 仍不能确定良恶性的甲状腺结节,对穿刺标本或外周血进行甲状腺癌的分子标志物检测,如 *BRAF* 突变、*RAS* 突变、*RET/PTC* 重排等,能够提高诊断准确率。*BRAF* 基因突变和 *RET/PTC* 重排对甲状腺乳头状癌的诊断具有较好的特异性。*RAS* 基因突变虽然对甲状腺乳头状癌和甲状腺滤泡状癌并非特异,但其同样具有临床意义。如细胞学检查为"滤泡性病变"同时伴 RAS 突变阳性,提示为滤泡变异型乳头状甲状腺癌或甲状腺腺瘤。RET 基因突变与遗传性甲状腺髓样癌的发生有关。

三、治疗

一般来说,良性甲状腺结节可以通过以下方式处理。

(一)随访观察

多数良性甲状腺结节仅需定期随访,无需特殊治疗,如果无变化可以长期随访观察。少数情况下可选择下述方法治疗。

(二)手术治疗

良性甲状腺结节一般不需手术治疗。手术治疗的适应证:①出现与结节明显相关的局部压迫症状;②合并甲状腺功能亢进,内科治疗无效;③结节位于胸骨后或纵隔内;④结节进行性生长,临床考虑有恶变倾向或合并甲状腺癌高危因素者。因外观或思想顾虑过重影响正常生活而强烈要求手术者,可作为手术的相对适应证。

(三)甲状腺激素抑制治疗

良性病变可直接行甲状腺激素抑制治疗,也可用于随访过程中结节增大者。TSH 抑制治疗的原理是,应用 L-T_4 将血清 TSH 水平抑制到正常低限或低限以下,从而抑制和减弱 TSH 对甲状腺细胞的促生长作用,达到缩小甲状腺结节的目的。在抑制治疗过程中结节增大者停止治疗,直接手术或重新穿刺。抑制治疗 6 个月以上结节无变化者也停止治疗,仅随访观察。长期甲状腺激素抑制治疗可引发心脏不良反应(如心率增快、心房颤动、左心室增大、心肌收缩性增强、舒张功能受损等)和骨密度降低。男性和绝经前女性患者可在治疗起始阶段将 TSH 控制于 <0.1 mU/L,1 年后若结节缩小则甲状腺激素减量使用,将 TSH 控制在正常范围下限。绝经后女性治疗目标为将 TSH 控制于正常范围下限。在治疗前应权衡利弊,不建议常规使用 TSH 抑制疗法治疗良性甲状腺结节,老年、有心脏疾病及骨质疏松者使用甲状腺激素抑制治疗更应慎重。

(四)[131]I 治疗

[131]I 主要用于治疗有自主摄取功能并伴有甲亢的良性甲状腺结节。妊娠期或哺乳期是[131]I 治疗的绝对禁忌证。[131]I 治疗后 2~3 个月,有自主功能的结节可逐渐缩小,甲状腺体积平均减少 40%;伴有甲亢者在结节缩小的同时,甲亢症

状、体征可逐渐改善,甲状腺功能指标可逐渐恢复正常。如^{131}I治疗$4\sim6$个月后甲亢仍未缓解、结节无缩小,应结合患者的临床表现和相关实验室检查结果,考虑再次给予^{131}I治疗或采取其他治疗方法。^{131}I治疗后,约10%的患者于5年内发生甲减,随时间延长甲减发生率逐渐增加。因此,建议治疗后每年至少检测一次甲状腺功能,如监测中发现甲减,要及时给予$L\text{-}T_4$替代治疗。

(五)其他治疗

治疗良性甲状腺结节的其他方法还包括超声引导下经皮无水酒精注射、经皮激光消融术等。采用这些方法治疗前,必须先排除恶性结节的可能性。

第五节　甲状旁腺功能减退症

一、概述

甲状旁腺功能减退症(甲旁减)是由于血中甲状旁腺激素(PTH)缺乏或PTH不能充分发挥其生物效应所致。主要改变是骨吸收障碍,骨钙释放受阻,肾小管重吸收钙减少,因而尿钙排出增多;同时肠道吸收钙也减少,最终导致血钙降低。甲状旁腺至靶组织细胞之间任何一个环节的缺陷,均可引起甲旁减。根据病理生理分为血清免疫活性PTH(iPTH)减少、正常和增多性甲旁减。临床上也可分为继发性、特发性和假性甲旁减,其中以继发性甲旁减较为常见,最多见者为甲状腺手术时误伤甲状旁腺所致;也可因甲状旁腺增生,手术切除腺体过多引起本病;因甲状腺功能亢进而作放射性碘治疗,或恶性肿瘤转移至甲状旁腺而导致本病者较少见。特发性甲旁减属自身免疫性疾病,可单独存在,也可与其他内分泌腺功能减退合并存在。

二、诊断依据

(一)病史

(1)由甲状腺或甲状旁腺手术引起者,一般起病较急,常于术后数天内发病,少数也可于术后数月开始逐渐起病。

(2)特发性者以儿童常见,也可见于成人。

(3)症状的轻重取决于低血钙的程度与持续时间。①神经肌肉应激性增加的表现:早期可仅有感觉异常、四肢麻木、刺痛、手足僵硬。当血钙明显下降(血总钙<1.80 mmol/L)时,常可出现典型的手足搐搦,发作时先有口周、四肢麻木、刺痛,继之手足僵硬,呈双侧对称性手腕及掌指关节屈曲,指间关节伸直,拇指内收,其余四指并拢呈鹰爪状;此时双足常呈强直性伸展,足背呈弓形;严重时可累及全身骨骼肌和平滑肌,发生喉痉挛、支气管痉挛,甚至呼吸困难、发绀及窒息等。如累及心肌可发生心动过速等。②患者发作时可表现为精神异常,如兴奋、焦虑、恐惧、烦躁不安,幻想、妄想、定向力失常等;慢性发作的患者,常有记忆力及智力减退。③除以上典型的发作表现外,部分患者可表现为局灶性癫痫发作,或类似癫痫大发作,甚至也可发展为癫痫持续状态;也有部分患者表现为舞蹈症。④发作常因寒冷、过劳、情绪激动等因素而诱发,女性在月经前后也易发作。

(二)查体

(1)病程较长者,多可发现皮肤粗糙、色素沉着,毛发脱落,指(趾)甲脆裂等改变。仔细检查眼晶状体,可发现不同程度白内障。小儿患者多有牙齿钙化不全、牙釉质发育不良、生长发育障碍、贫血等。

(2)神经肌肉应激性增高,常用下述方法检查。①面神经叩击试验(佛斯特征,Chvostek 征):检查者用中指弹击耳前面神经外表皮肤,可引起同侧口角、鼻翼翕动,重者同侧面肌亦可有抽动(弹击点应为自耳垂至同侧口角连线的外 1/3 与内 2/3 交界点);②束臂加压试验(陶瑟征,Trousseau 征):将血压计袖带包绕于上臂,将血压计气囊充气,使血压维持在收缩压与舒张压之间 2~3 分钟,同侧出现手搐搦为阳性。

上述试验有助于发现隐性搐搦。

(三)实验室及辅助检查

(1)血清钙降低,总钙含量<1.8 mmol/L,血清游离钙含量≤0.95 mmol/L,可出现症状。

(2)多数患者血清无机磷增高,可达 1.94 mmol/L,不典型的早期病例,血磷可以正常。

(3)血清碱性磷酸酶正常或稍低。

(4)血清免疫活性 PTH(iPTH)浓度,多数低于正常,也可在正常范围。

(5)尿钙、磷均下降。

(6)尿 cAMP 和羟脯氨酸减少。

(7)心电图:可呈现 QT 间期延长,T 波异常等低血钙表现。

(8)脑电图:表现为阵发性慢波,单个或多数极慢波。过度换气常可诱发异常脑电波。发作间歇期脑电图也可正常。

(9)X线检查:头颅X线片或CT,可见基底节钙化,骨质也较正常致密。骨骼X线片可见骨密度增加,牙周硬板加宽和长骨骨膜下新骨形成。

三、诊断及鉴别诊断

凡有反复发作手足搐搦伴低血钙者,均应疑及本病。甲状腺或甲状旁腺手术后发生者,诊断较易,特发性者,常由于起病缓慢,症状隐匿易被忽略,或被误诊为神经官能症、癫痫、脑风湿症、癔症、精神病及智力发育不全等。但如能多次测定血、尿钙及磷,则大多数可获确诊。

诊断的主要依据有以下几点。

(1)慢性反复发作的手足搐搦,且排除呼吸性或代谢性碱中毒、低血钾、低血镁及癔症。

(2)低血钙、高血磷。

(3)除外低血钙的其他原因,如肾功能不全、慢性腹泻、低蛋白血症、维生素D缺乏及碱中毒等。

(4)除外佝偻病及软骨病。

(5)血清iPTH多数显著低于正常。

四、防治

(一)手术操作应仔细

当进行甲状腺、甲状旁腺或颈部其他手术时,应细致操作,避免切除或损伤甲状旁腺及血运,防治甲旁减的发生。

(二)搐搦发作时的处理

立即静脉注射10%葡萄糖酸钙10 mL,每天1～3次。对有脑损伤、喉痉挛、惊厥的严重患者,可在静脉注射后采用10%葡萄糖酸钙60～70 mL,加入5%～10%葡萄糖液500～1 000 mL中,静脉滴注维持。如搐搦发作仍频繁,可辅以镇静剂、苯妥英钠等。

如属于术后暂时性甲旁减,一般在数天或1～2周内可渐恢复,只需补钙,不需过早补充维生素D制剂。如症状持续1个月以上且血钙低,则考虑为永久性甲旁减,需补充维生素D。

(三)间歇期的处理

1.饮食

高钙、低磷饮食。

2.钙剂应长期口服

以元素钙为标准,每天需 $1.0\sim1.58~\mu g$,如葡萄糖酸钙、乳酸钙、氯化钙、碳酸钙中分别含元素钙 9%、13%、27%、40%。氯化钙对胃的刺激性大,应加水稀释后服。碳酸钙在小肠内转换为可溶性钙后方可吸收,易导致便秘。钙剂宜每天分 $3\sim4$ 次咬碎后服下。

3.维生素 D 及其衍生物

维生素 D_2 5 万~10 万单位/天;或维生素 D_3 30 万单位肌内注射,$1/2\sim1$ 个月注射 1 次;也可用双氢速甾醇(AT10),每毫升含 1.25 mg 每天 1 次,口服,以后渐增,每周根据血、尿钙调整,当血钙达2.0 mmol/L即不再增加。其作用较维生素 D_2 或维生素 D_3 强,一般从小剂量开始,如0.3 mg/d。如效果仍不佳,血钙仍低可用 $1,25\text{-}(OH)_2D_3$ (骨化三醇)$0.25~\mu g$,每 2 天加 $0.25~\mu g$,最大可用至 $1.0~\mu g/d$。上述维生素 D 制剂过量,均可引起血钙过高症,导致结石及异位钙化,故在用药期间应每月或定期复查血钙、磷及尿钙,调整药量维持血钙在 $2\sim2.5$ mmol/L为宜。

4.氯噻酮

每天 50 mg,口服,配合低盐饮食,可减少尿钙排出,提高血钙水平。

5.其他

血磷过高者,应辅以低磷饮食,或短期用氢氧化铝 1.0 g,每天 3 次,口服。少数患者经上述治疗后血钙正常,但仍有搐搦发作,应疑及同时有低镁血症的可能,经血镁测定证实后可肌内注射 25% 硫酸镁 5 mL,每天 2 次,必要时也可用 50% 硫酸镁 10 mL,加入 5% 葡萄糖盐水 500 mL 中,静脉滴注。需注意监测血镁,以防过量。

6.甲状旁腺移植

近年有报告采用同种异体或胎儿甲状旁腺移植治疗本症,并于近期取得一定疗效,但其远期疗效尚需进一步研究。

第六节 肥 胖 症

肥胖症是指身体脂肪的过度堆积,以及体重的超重。在健康的个体中,女性身体脂肪约为体重量 25%,男性约为 18%。体质指数(BMI),即体重(kg)/身高²(m²),与身体脂肪高度相关,因此目前国际上常常使用 BMI 来作为评估肥胖症水平的指标,一般认为 BMI 为 20～25 kg/m² 代表健康体重,轻度超重的定义是 BMI 为 25～30 kg/m²,或者体重在正常体重的上限与高于正常体重上限(根据标准身高-体重表)的 20% 之间;而 BMI 高于 30 kg/m²,或者体重高于正常体重上限的 20%,被定义为肥胖症。BMI 高于 30 kg/m² 意味着患病风险极大地增高。肥胖症与神经性厌食和神经性贪食相比较不属于精神类疾病,但是属于医学类疾病。

在美国大约 35% 的女性和 31% 的男性显著超重(BMI≥27 kg/m²);如果以 BMI 超过25 kg/m² 来定义肥胖症,可能现在肥胖的美国人多于不肥胖的;如果以 BMI 超过 30 kg/m² 来定义肥胖症,则有 11% 的女性和 8% 的男性有肥胖症。目前在美国,肥胖症的患病率至少是20 世纪早期的 3 倍。

社会经济地位与肥胖症密切相关,在美国,社会经济地位低的女性肥胖症的患病率是社会经济地位高的女性的 6 倍。无论男性还是女性,体重在 25～44 岁增加是最明显的。怀孕可能导致女性体重大大地增加,如果一个女性接连怀孕,她们的体重平均会比上一次怀孕约有2.5 kg的增长。在 50 岁以后,男性的体重趋于稳定,在 60～74 岁,甚至会出现轻微下降;女性则相反,体重的持续增长会持续到 60 岁,在 60 岁以后才会开始下降。

一、病因学

肥胖症是一个复杂的多因素疾病,涉及生物、社会、心理等多方面因素。在今天,大多数研究者认为肥胖者是能量平衡障碍,即能量摄入与消耗的障碍;肥胖症也是与某个基因结构有关的疾病,而这个基因结构是通过文化和环境的影响来被调整的。

(一)生物学因素

1.遗传因素

遗传因素在肥胖症中起着重要作用。双生子研究和寄养子研究均显示遗传因素对患肥胖症有重要影响。大约80％的肥胖患者都有肥胖症家族史;80％的肥胖父母的下一代都是肥胖子女,父母其中之一是肥胖者,他们中40％的下一代有肥胖,而父母都很苗条的,只有10％的下一代是肥胖者。这些均提示了遗传的作用。虽然有研究发现肥胖基因能调节体重和身体脂肪的储存,但迄今为止,还未发现肥胖症特异的遗传标记物。

2.神经生物学

中枢神经系统,特别是外侧下丘脑存在"摄食中枢"或者"饥饿中枢",可以根据能量需求的改变来调节食物摄取的量,并以此来维持体内脂肪的基线贮存量。动物试验发现,用电刺激动物的外侧下丘脑,已经吃饱了的动物又重新开始吃食物;损毁了大白鼠两侧的外侧下丘脑,结果发现动物拒绝吃东西。

饱腹感与饥饿感对食物摄取起着调控作用,参与肥胖症的发病。饱腹感是一种当饥饿被满足后的感觉。人会在就餐结束时停止进食是因为他们已经补充了那些耗尽的营养,来自已经被吸收的食物的新陈代谢的信号通过血液被携带到大脑,大脑信号激活了可能位于下丘脑的受体细胞,从而产生了饱腹感。5-羟色胺、多巴胺和去甲肾上腺素的功能紊乱通过下丘脑参与调节进食行为,其他涉及的激素因子可能包括促肾上腺皮质激素释放因子、神经肽Y、促性腺激素释放激素和促甲状腺激素。当重要营养物质耗尽,新陈代谢信号强度下降,便产生饥饿感。嗅觉系统对饱腹感可能起着重要作用,实验显示通过使用一个充满特殊气味的吸入器使鼻子里的嗅球受到食物气味的强烈刺激,从而产生出对食物的饱腹感。

有一种脂肪细胞产生的激素称为瘦素,是脂肪的自动调节器。当血液瘦素浓度低时,更多的脂肪被消耗,而当瘦素浓度高时,脂肪消耗较少。

(二)心理、社会因素

尽管心理、社会因素是肥胖症发展的重要因素,但是这些因素如何导致肥胖症至今尚不清楚。饮食调节机制易受环境影响,文化、家庭和个体心理动力因素都影响着肥胖症的发展。

肥胖症与文化有着密切的关系,随着全球化的进展和经济飞速发展导致生活节奏加快、人们压力增大、活动锻炼时间明显减少,而快餐文化的迅速发展及餐馆餐饮消费的增多,使得当今社会肥胖症日益增多。躯体活动明显减少是作为公共卫生问题的肥胖症日趋增多的一个主要因素,原因是躯体活动不足限制了能量的消耗、而摄食却不一定会相应减少。

特殊的家族史、生活事件、人格结构或是潜意识冲突都可能导致肥胖症。有很多肥胖的患者因为在他们的成长环境里可以看到很多的过量进食例子,所以他们学会了用过量摄食作为应对情绪紊乱及各种心理问题的一种方式。

(三)其他因素

有很多临床疾病会导致肥胖症。肾上腺皮质功能亢进与特征性的脂肪分配有关(水牛型肥胖症);黏液水肿与体重增加有关,尽管并非恒定;其他神经内分泌障碍,包括脑性肥胖症(Frohlich 综合征),是以肥胖症以及性与骨骼的异常为特征。

不少精神药物会导致体重增加。在非典型抗精神药物中,奥氮平、氯氮平、利培酮和喹硫平常见的不良反应即为体重增加;在心境稳定剂中,锂盐、丙戊酸盐和卡马西平也会引起体重增加;长期使用选择性 5-羟色胺再摄取抑制剂也能导致体重增加。

二、临床特征

(一)心理和行为障碍

肥胖症的心理和行为障碍分成两类:进食行为紊乱和情绪紊乱。肥胖症患者的进食模式存在很大的差异,最常见的是,肥胖者经常抱怨他们不能限制自己进食,并且很难获得饱腹感。一些肥胖者甚至不能区分饥饿和其他烦躁不安的状态,并且当他们心情不好时就会吃东西。

肥胖症患者不会出现明显的或者过度的病理心理学。通过对那些已经做过胃旁路术的严重肥胖的患者的研究,发现对他们最多见的精神科诊断是重度抑郁症。但是,在肥胖症患者中重度抑郁症的患病率并不高于普通人群。自我贬低自己的体像尤其见于那些从童年期就开始肥胖的人,这可能是由于对肥胖人群长期的社会偏见所致。有些研究反应肥胖者因病感觉羞耻和社会偏见在教育和就业问题上遭遇到不公正待遇。很多肥胖者在试图节食的过程中会出现焦虑和抑郁。

(二)生理障碍

肥胖会对生理功能产生很大的影响,产生一系列的医学并发症。

当体重增加时血液循环会负担过重,严重肥胖者可能会发生充血性心力衰竭;高血压和肥胖症高度关联;肥胖症患者的低密度脂蛋白水平升高,而高密度脂蛋白水平下降,低水平高密度脂蛋白可能是增加肥胖症心血管疾病风险的机制之一。如果一个人是上半身体脂肪增加、而非下半身,很可能与糖尿病的发生相关联。严重肥胖症患者肺功能受损非常严重,包括肺换气不足、高碳酸血症、缺氧症和嗜睡(即肥胖肺心综合征),且肥胖肺心综合征的死亡率很高。肥胖症可能会恶化骨关节炎及因皮肤伸张、擦烂和棘皮症而引起皮肤病问题。肥胖妇女存在产科风险,易患毒血症和高血压。

肥胖症还与一些癌症有关联。肥胖男性患前列腺癌和结肠直肠癌的比率更高,肥胖女性患胆囊癌、乳腺癌、宫颈癌、子宫癌和卵巢癌的比率更高。研究发现肥胖症通过影响雌激素分泌而导致子宫内膜癌和乳腺癌的产生和恶化。

三、诊断与鉴别诊断

(一)诊断

肥胖症的诊断主要根据 BMI 或体重:BMI 高于 $30\ kg/m^2$,或者体重高于正常体重上限的 20%,被诊断为肥胖症。

(二)鉴别诊断

1.其他综合征

夜间进食综合征的患者会在晚餐后过度进食,他们是被充满压力的生活环境而促发的,一旦得了往往就会每天反复发生,直到压力缓解。

暴食综合征被定义为在短时间里突然强迫性地摄取大量食物,通常随后伴有严重的不安和自责。暴食也可以表现为是一种应激反应。与夜间进食综合征比起来,暴食综合征的暴食发作并不是定时的,而且常常与特定的促发环境紧密相连。

肥胖肺心综合征:当一个人的体重超过理想体重的 100%,并伴有呼吸和心血管疾病时才被认为患有肥胖肺心综合征。

2.躯体变形障碍

一些肥胖者感觉他们的身体畸形、令人厌恶,并且感觉他人对他们带有敌意和厌恶。这种感觉是与他们的自我意识以及社会功能受损紧密相连。情绪健康的肥胖者没有体像障碍,只有少数神经质的肥胖者才有体像障碍。该躯体变形障碍主要局限于从儿童期就已经肥胖的人,而在这些儿童期就肥胖的人中间,也仅有少于一半的人患躯体变形障碍。

四、病程和预后

肥胖症的病程是进展性的。减轻体重的预后很差,那些体重明显减轻的患者,90%最终体重再增加;儿童期就开始肥胖的患者预后特别差;青少年发病的肥胖症患者,往往更严重,更难治,与情绪紊乱的联系也比成人肥胖症更紧密。肥胖症的预后取决于肥胖产生的医学并发症。

肥胖症对健康有着不良影响,与心血管疾病、高血压[血压高于 21.3/12.7 kPa(160/95 mmHg)]、高胆固醇血症(血胆固醇高于 6.5 mmol/L)、由遗传决定的糖尿病特别是 2 型糖尿病(成年起病或非胰岛素依赖型糖尿病)等一系列疾病有关。根据美国健康协会的资料,肥胖的男性无论抽不抽烟,都会由于结肠、直肠和前列腺癌症而比正常体重的男性有更高的死亡率。肥胖的女性会由于胆囊、胆管、乳腺、子宫(包括子宫颈和子宫内膜)和卵巢的癌症而比正常女性有更高的死亡率。研究指出一个超重的人其体重越重,死亡的概率就越大。对那些极端肥胖的人,即体重为理想体重的 2 倍,减轻体重可能是挽救他们生命的方法,这些患者可能会出现心肺衰竭,特别是在睡觉的时候(睡眠呼吸暂停综合征)。

五、治疗

存在广泛的精神病理学如焦虑障碍、抑郁症的肥胖者,在节食过程中有过情绪紊乱病史的以及正处于中年危机的肥胖者,应该尝试减肥,并最好在专业人员严格的督导下进行。

(一)节食

减肥的基础很简单——通过摄入低于消耗减少热量摄入。减少热量摄入的最简单方式就是建立一个低热量的饮食方式,包含那些易获得食物的均衡节食计划可获得最佳长期效果。对大多数人来说,最满意的节食计划是,摄入通常的食物数量参照标准的节食书上可获得的食物营养价值表,这样节食可以最大可能地长期保持体重的持续减少。

禁食计划一般用于短期减肥,但经常会引发一些疾病,包括直立性低血压、钠利尿和氮平衡的破坏。酮体生成节食是高蛋白、高脂肪的节食方式,用于促进减肥,但这种节食会增高胆固醇浓度并且会导致酮症,产生恶心、高血压和嗜睡等反应。无论各种节食方式多么有效,他们大多数都很乏味,所以当一个节食者停止节食并回到以前的饮食习惯,会刺激他们加倍地过度进食。

一般而言,减肥的最好方式就是有一个含有 4 602～5 021 kJ 热量的均衡饮食方案。这种节食方案可以长期执行,但必须另外补充维生素,特别是铁、叶酸、锌和维生素 B_6。

(二)锻炼

增加躯体活动常常被推荐为一种减肥养生法。因为多数形式的躯体活动所消耗的热量直接与体重成一定比例,所以做同样多的运动肥胖的人比正常体重的人消耗更多的热量。而且,以前不活动的人增加躯体活动事实上可能还会减少食物摄入。锻炼也有助于维持体重的减低。

(三)药物疗法

各种用于治疗肥胖症的药物中,有些药物效果较好,如安非他明、右旋安非他明、苄非他明、苯二甲吗啡、苯丁胺、马吲哚等。药物治疗有效是因为它会抑制食欲,但是在使用几周后可能会产生对该作用的耐受。

奥利斯特是一个选择性胃和胰腺脂肪酶抑制剂减肥药,这种抑制剂用于减少饮食中脂肪(这种脂肪会通过粪便排泄出来)的吸收。它通过外围机制起作用,所以一般不影响中枢神经系统(即心跳加快、口干、失眠等),而大多数减肥药都会影响中枢神经系统。奥斯利特主要的不良反应是肠胃道不良反应。该药可以长期使用。

西布曲明是一种 β-苯乙胺,它抑制 5-羟色胺和去甲肾上腺素的再摄取(在一定范围内还抑制多巴胺),用于减肥,长期使用可以维持体重减轻。

(四)外科手术

那些可引发食物吸收不良或者减少胃容量的外科手术方法已经用于显著肥胖者。胃旁路术是一个通过横切或者固定胃大弯或胃小弯而使胃变小的手术。胃成形术使胃的入口变小从而使食物通过变慢。尽管会出现呕吐、电解质紊乱和梗阻,但是手术的结果还是成功的。抽脂术(脂肪切除术)一般是为了美容,而对长期的减肥并没有用。

(五)心理治疗

精神动力性心理治疗以内省为取向,可能对一些患者有效,但没有证据表明揭示过度进食的无意识原因可以改变肥胖者以过度进食来应对压力的症状。在成功的心理治疗和成功的减肥后的几年里,多数患者在遇到压力时还会继续过度进食,而且,许多肥胖者似乎特别容易过度依赖一个治疗师,在心理治疗结束过程中可能会发生紊乱的退行。

行为矫正已经是最成功的心理治疗法,并被认为是治疗肥胖症的选择。患者通过指导会认识到与吃有关的外界线索,并且在特定环境中保持每天的进食量,比如在看电影、看电视或处于焦虑、抑郁等某种情绪状态之下时。患者也会通过教导发展出新的进食模式,比如慢吃,细嚼慢咽,吃饭时不看书,两餐间不吃东西或不坐下就不吃东西。操作性条件治疗,通过奖励,比如表扬或新衣服来强化减肥,也已经使减肥获得成功。

团体治疗有助于保持减肥动机,有助于提高对已经减肥成功的成员的认同,并且可以提供有关营养方面的教育。

(六)综合治疗

一个管理肥胖症患者的真正全面的方法是以设备(如新陈代谢测量室)和人(如营养学家和锻炼生理学家)为核心;但是这些都很难获得。设计高质量的项目时,要有容易获得的资源(如治疗手册),以及合理运用锻炼、心理治疗和药物治疗相结合的综合方法。决定使用哪种心理治疗或体重管理方法是一项重要环节,并且与患者一起来决定哪些资源的结合可以控制体重将是最合适的方式。

第七节　嗜铬细胞瘤

一、概述

本病是一种较罕见的可引起继发性高血压。高血压中嗜铬细胞瘤的发生率为 0.05%～0.1%。临床上常呈阵发性或持续性高血压、多个器官功能障碍及代谢紊乱症群,其特征为头痛、心悸、出汗 3 项主症与高血压、高代谢、高血糖三高症,以及血压、心率大幅度波动。

嗜铬细胞瘤是一种产生儿茶酚胺的肿瘤,大多数为良性约占 90%,恶性仅占 10%,肿瘤的数目,在成人中约 80% 为单个单侧。单个肿瘤多发生于右侧,原因尚不明确。嗜铬细胞瘤80%～90%位于肾上腺髓质。许多资料证明肾上腺髓质嗜铬细胞瘤内含有肾上腺素和去甲肾上腺素两种颗粒,而肾上腺髓质以外的嗜铬细胞瘤细胞只含有去甲肾上腺素颗粒。嗜铬细胞瘤若能及早正确地诊疗,是完全可以治愈的,但如不能及时诊断或错误治疗则可导致严重后果,乃至死亡。

二、诊断要点

(一)临床表现

1.高血压症群

由于肾上腺素作用于心肌,心排血量增加、收缩压上升,但对周围血管除皮肤外有扩张作用,故舒张压未必增高;去甲肾上腺素作用于周围血管引起其收缩,促使收缩压和舒张压均升高,此为本病主要症群。临床上据血压发作方式,可分为阵发性和持续性两型。阵发性高血压具有特征性,每因精神刺激、弯腰、排尿、排便、按摩、触摸、肿瘤手术检查、组胺试验、灌肠、麻醉诱导等而激发,血压骤然上升,收缩压高者可达 40.0 kPa(300 mmHg),舒张压也相应明显升高,可达 24.0 kPa(180 mmHg),一般在 26.7~33.3/13.3~20.0 kPa(200~250/100~150 mmHg)。患者感心悸、心动过速(少数有心动过缓),剧烈头痛、头晕,表情焦虑,四肢及头部有震颤,皮肤苍白,尤以脸部为甚,全身多汗,手足厥冷、发麻或有刺感,软弱无力,有时出现气促、胸闷、呼吸困难,有时伴以恶心、呕吐,中上腹痛,瞳孔散大,视物模糊,神经紧张,濒死感。严重发作时可并发肺水肿、心力衰竭、脑出血或休克而死亡。阵发性高血压发作历时一般为数分钟,大多少于15 分钟,但长者可达 16~24 小时。早期血管并无器质性改变,晚期动脉发生器质性变化,此时血压呈持续性升高,但仍可有阵发性加剧。儿童及青年患者常病情发展较快,可似急进性高血压,短期内可出现眼底病变,多为Ⅲ、Ⅳ度,并可有出血、视盘水肿、视神经萎缩,以至失明。另外,尚可发生氮质血症或尿毒症、心力衰竭、高血压脑病。嗜铬细胞瘤若得不到及时诊断和治疗,经一定时间(可长达十数年),则可出现诸多高血压心血管系统严重并发症,包括左心室肥大、心脏扩大、心力衰竭、冠状动脉粥样硬化、肾小动脉硬化、脑血管病变等。

2.代谢紊乱

儿茶酚胺可使体内耗氧量增加,基础代谢率上升。发作时可见发热,体温上升 1~2 ℃,多汗者由于散热体温升高可不明显。体重减轻多见,此由糖原分解,胰岛素分泌受抑制,血糖升高,脂肪过度分解所致。由于游离脂肪酸升高、糖耐量降低等代谢紊乱,易诱发动脉粥样硬化。

3.其他特殊临床表现

(1)低血压及休克:少数患者血压增高不明显,甚至可有低血压,严重者乃至出现休克,另外可有高血压与低血压相交替出现现象。发生低血压的原因为:肿瘤坏死、瘤体内出血,导致儿茶酚胺释放锐减乃至骤停;大量儿茶酚胺引起严重心律失常、心力衰竭或心肌梗死以致心排血量锐减,诱发心源性休克;肿瘤分泌大量肾上腺素,兴奋肾上腺素能 β 受体,引起周围血管扩张;部分瘤体可分泌较多量多巴胺,抵消了去甲肾上腺素的升压作用;大量的儿茶酚胺引起血管强烈收缩,微血管壁缺血缺氧,通透性增高,血浆渗出,有效血容量减少,血压降低。

(2)腹部肿块:嗜铬细胞瘤瘤体一般较大,少数患者(约 10%)能在腹部扪及。触诊时应警惕可能诱发高血压发作。

（3）消化道症状：由于儿茶酚胺可使肠蠕动及张力减弱，故常可引起便秘、腹胀、腹痛，甚至结肠扩张，还可引起胃肠壁血管发生增殖性及闭塞性动脉内膜炎，以致发展为肠梗死、出血、穿孔、腹部剧痛、休克、胃肠出血等急腹症表现。儿茶酚胺又可使胆囊收缩减弱，胆道口括约肌张力增高，引起胆汁潴留和胆石症发生。

（4）膀胱内肿瘤：膀胱内的嗜铬细胞瘤罕见。患者每于膀胱尿液充盈时、排尿时或排尿后刺激瘤体释放儿茶酚胺引起高血压发作，有时可致排尿时昏厥。

（5）红细胞增多症：由于嗜铬细胞瘤体可分泌红细胞生成素样物质，进而刺激骨髓引起红细胞增多。

（二）实验室及其他检查

1.血、尿儿茶酚胺及其代谢产物测定

尿中儿茶酚胺及其终末代谢产物香草基杏仁酸（VMA）和中间代谢产物甲氧基肾上腺素（MN）、甲氧基去甲肾上腺素（NMN）的排泄量测定对本病的诊断具有一定的价值。但这些检查干扰因素多，波动性大，需多次测定才可靠。

2.药理试验

（1）胰高糖素试验：胰高糖素一次注射负荷量为 0.5～1.0 mg。适用于血浆儿茶酚胺相对较低（400～1 000 pg/mL）及血压低于 22.7/13.3 kPa（170/100 mmHg）者。该剂有刺激瘤体分泌儿茶酚胺作用，分别采集胰高糖素注射前和注射后 3 分钟的血标本，注射后血浆儿茶酚胺浓度若为注射前的 3 倍或以上、或注射后浓度高于 2 000 pg/mL 诊断则可确立。试验时备有酚妥拉明，以期在发生显著升压反应时使用，以终止试验。胰高糖素试验的不良反应和假阴性极少，是目前值得推荐的激发试验。

（2）酚妥拉明：为肾上腺素能受体阻滞剂，可使本病患者血压迅速下降。负荷量每次 1～5 mg。若注射后 2 分钟内血压迅速下降，其幅度＞4.7/3.3 kPa（35/25 mmHg），且持续时间为3～5分钟，可判为阳性。若一度下降后又迅速回升则为假阳性。正常人及其他高血压患者收缩压下降不明显。

3.定位诊断

B 型超声波、计算机体层成像（CT）及磁共振成像（MRI）均可做出较准确的诊断，其中 MRI 尤佳，敏感性极高，几乎达 100%，且不需注射造影剂。

三、诊断标准

（1）波动性高血压：①发作型，血压波动于正常与高血压之间；②持续型，在高血压基础上的激烈变化;③因俯卧、倒卧、饱食、排便等诱因而使血压波动,血压上升时出现搏动性头痛、频脉、出汗、面色苍白、四肢冷、视力障碍;④一般抗高血压药无效,但 α 及 β 受体阻滞剂有效。

(2)尿蛋白、糖阳性;外周血中白细胞计数增多;高脂血症,血糖增高;GGT异常,与肾功能成比例的眼底异常,基础代谢率(BMR)上升。

具备以上症状,检查所见一部分或大部条件,同时还必须具备下列第(3)～(5)条者即可做出诊断。

(3)血或尿中儿茶酚胺浓度增高。

(4)尿中儿茶酚胺代谢产物如甲氧基肾上腺素、甲氧基去甲肾上腺素及香草基杏仁酸(VMA)等排出增加。

(5)经 IVP(静脉肾盂造影)、超声检查、腹部 CT 等证实存在的肿瘤。

四、鉴别诊断

(一)嗜铬细胞瘤的鉴别诊断主要应与其他继发性高血压及高血压病相鉴别

其包括急进性高血压、间脑肿瘤、后颅凹瘤(小脑及脑干肿瘤)、中风(中风后2～3个月内有血压波动、尿 VMA 值升高)等引起的高血压。本病持续高血压者的表现酷似高血压病,发展快者似急进型高血压,不同之处是患者有儿茶酚胺分泌过多的某些表现,如头痛、畏热、多汗、肌肉震颤、消瘦、疲乏、精神紧张、焦虑、心动过速、心律失常、直立性低血压等。

(二)特殊病例尚须与甲状腺功能亢进症、糖尿病、更年期综合征等相鉴别

但上述疾病绝大多数不伴有血浆总儿茶酚胺、游离儿茶酚胺以及尿中其代谢产物值的上升。

五、诊断提示

(1)临床上遇见以下情况时,应当考虑嗜铬细胞瘤的诊断:①阵发性高血压;②持续性高血压伴有某些特异性的本病症状者;③急进性、恶性高血压,大多是年轻患者;④高血压患者有一些难以解释的临床征象,如原因不明的休克、阵发性心律失常、剧烈腹痛者。

(2)典型嗜铬细胞瘤的诊断不难,困难在于一个不典型的患者,常具有不典型的和非特异性的临床表现。嗜铬细胞瘤模仿其他疾病的情况较为多见,以致造成早期、初次诊断的错误。因此,临床上必须根据其症状、体征配合相应的生化及影像学检查,以便早期确诊及时治疗。

六、治疗方法

应用药物长期控制嗜铬细胞瘤高血压是困难的,且其中恶性约占 10%,故手术治疗是首选。要获得满意的手术效果,需内、外科的密切配合。

(一)内科处理

控制嗜铬细胞瘤高血压的药物有 α_1-肾上腺素能阻滞剂、钙通道阻滞剂、血管扩张剂和儿茶酚胺合成抑制剂等。β-肾上腺素能阻滞剂有时可用于治疗心律失常和心动过速,但应在 α-肾上腺素能阻滞剂已起作用的基础上方可使用。

当骤发阵发性高血压综合征时,应立即予以抢救,主要措施有:①给氧;②静脉注射酚妥拉明 1~5 mg(与 5% 葡萄糖溶液混合),同时严密观察血压、心率、心律,并以心电监护,继以酚妥拉明 10~50 mg 溶于 5% 葡萄糖生理盐水缓慢静脉滴注,同时观察以上各指标,一般病例需 40~60 mg 可控制;③如有心律失常、心力衰竭、高血压脑病、脑血管意外和肺部感染等并发症时,应及时对症处理。

对有癌肿转移及不能手术者,可采用 α-甲基对位酪氨酸,此为一种酪氨酸羟化酶抑制剂,可减少多巴胺合成,初始剂量 500~1 500 mg/d,以后 3~4 g/d,分3~4 次,口服,可抑制 50%~80% 儿茶酚胺的合成,使患者血压、VMA 排出量降至正常,症状有所改善、寿命也可延长。应争取早期使用,晚期疗效较差。不良反应有嗜睡、焦虑、腹泻、口干、溢乳、精神失常、震颤等。恶性嗜铬细胞瘤发生肝转移时可给链佐星每次 2 g,加入 0.9% 生理盐水 500 mL 中,每月 1 次静脉滴注,2月后瘤体可缩小 50% 左右。也可用栓塞疗法或 [131]I-间位碘代苄胍治疗,可缩小瘤体,减少儿茶酚胺产量。

(二)手术治疗

大多数嗜铬细胞瘤为良性,可手术切除而得到根治;如为增生则应作次全切除。

(1)为了避免在麻醉诱导期、手术剥离、结扎血管和切除肿瘤时的血压波动以致诱发高血压危象和休克,应在术前 2 周及术中做好准备工作。

常用药物:①苯氧苄胺为非竞争性 α 受体阻滞剂,对 α_1 受体作用较 α_2 受体强 100 倍,半衰期长。初始常用剂量每 12 小时 10 mg,以后每隔数天递增 10~20 mg,渐增至每天 40~100 mg 或以上,直至血压降至正常或接近正常。不良反应有鼻黏膜充血、直立性低血压、心动过速等。②哌唑嗪为 α_1-受体选择性阻滞剂,作用时间相对较短。首次剂量 1 mg,以后渐增至 6~8 mg/d 维持,不良反应有直立性低血压,低钠倾向等。③盐酸普萘洛尔为非选择性 β 受体阻滞剂,可在

α-受体阻滞剂应用后心律失常或心动过速(P＞100 次/分)时使用,应用剂量不宜过大,每次10 mg,每天 3～4 次,当心率过快确需进一步控制时再谨慎增加。④在上述药物降压效果不佳时,也可试用尼卡地平、卡托普利等。

(2)在手术过程中需要尽可能地探查两侧肾上腺和整个交感神经链,以期发现和摘除多发性肿瘤。手术期间和术后期间要适当应用儿茶酚胺阻滞剂和输血、输液,以恢复手术中丢失的血容量,这样可以防止切除肿瘤后引起的严重低血压或休克状态,以及可能发生的肾衰竭或心肌栓塞等。术后应用去甲肾上腺素和可的松等维持疗法是有益的;普萘洛尔等对控制心动过速和心律失常有价值,因而这种手术是安全的。

七、治疗提示

(1)嗜铬细胞瘤的预后完全取决于早期诊断和治疗。如果患者在心肾等系统并发症未发生功能不可恢复之前,成功地切除肿瘤,患者常可获得完全治愈。即或患者是存在多年的嗜铬细胞瘤,肿瘤切除后亦多可获得改善或治愈。只有少数肿瘤是恶性的。

(2)如术后血压仍未能满意地下降,应当考虑是否另有肿瘤存在,即多发性嗜铬细胞瘤,因此手术后必须反复检验尿儿茶酚胺水平,以了解是否还有肿瘤存在。

参 考 文 献

[1] 方千峰.常见内科疾病临床诊治与进展[M].北京:中国纺织出版社,2020.

[2] 王庆秀.内科临床诊疗及护理技术[M].天津:天津科学技术出版社,2020.

[3] 邢利.现代肾内科疾病诊治学[M].沈阳:沈阳出版社,2020.

[4] 范鹏涛,刘琪,刘亮.临床内科疾病诊断[M].长春:吉林科学技术出版社,2019.

[5] 孙京喜.内科疾病诊断与防治[M].北京:中国纺织出版社,2020.

[6] 李姗姗.临床内科疾病诊疗[M].北京:科学技术文献出版社,2019.

[7] 吴展华.现代临床内科疾病学[M].天津:天津科学技术出版社,2020.

[8] 张元玲,董岩峰,赵珉.临床内科诊疗学[M].南昌:江西科学技术出版社,2018.

[9] 刘兵.临床内科疾病诊断与治疗[M].北京:科学技术文献出版社,2020.

[10] 冯晓明.临床肾内科疾病诊疗精要[M].南昌:江西科学技术出版社,2020.

[11] 矫丽丽.临床内科疾病综合诊疗[M].青岛:中国海洋大学出版社,2019.

[12] 苑秀莉.肾内科疾病临床诊断与治疗实践[M].天津:天津科学技术出版社,2020.

[13] 解春丽,王亚茹,甘玉萍.实用临床内科疾病诊治精要[M].青岛:中国海洋大学出版社,2019.

[14] 高顺翠.临床内科常见疾病诊治[M].长春:吉林科学技术出版社,2020.

[15] 刘镜,郎晓玲,于文超.实用临床内科诊疗学[M].北京:中国纺织出版社,2020.

[16] 杜秀华.实用内科疾病诊疗[M].北京:科学技术文献出版社,2019.

[17] 费沛.内科常见病诊断与治疗[M].开封:河南大学出版社,2020.

[18] 孙洁.神经内科疾病诊疗与康复[M].长春:吉林科学技术出版社,2019.

[19] 唐亮,姜萍,牛玉芹.临床内科常见疾病治疗与护理[M].北京/西安:世界图书出版公司,2020.

[20] 刘洋.内科疾病诊断与防治[M].北京:科学技术文献出版社,2019.

[21] 陈照金.内科诊疗备要[M].天津:天津科技翻译出版公司,2018.

[22] 陈晓庆.临床内科诊治技术[M].长春:吉林科学技术出版社,2020.

[23] 赵新华.心内科疾病诊治精要[M].开封:河南大学出版社,2020.

[24] 王英英,高第,祝新凤.实用呼吸内科疾病诊疗[M].北京:科学技术文献出版社,2019.

[25] 唐华平.呼吸内科疾病诊治[M].北京:科学技术文献出版社,2018.

[26] 孙久银.临床大内科常见疾病诊治[M].沈阳:沈阳出版社,2020.

[27] 王军燕.新编临床内科疾病诊疗学[M].天津:天津科学技术出版社,2020.

[28] 金琦.内科临床诊断与治疗要点[M].北京:中国纺织出版社,2021.

[29] 胡慧.心内科疾病救治实践[M].哈尔滨:黑龙江科学技术出版社,2019.

[30] 李艳丽,张亚娟,郭森.神经内科疾病诊断与治疗[M].北京:中国纺织出版社,2020.

[31] 侯平.内科诊疗技术应用[M].沈阳:辽宁科学技术出版社,2018.

[32] 玄进,边振,孙权.现代内科临床诊疗实践[M].北京:中国纺织出版社,2020.

[33] 兰秀丽.临床内科诊疗技术[M].武汉:湖北科学技术出版社,2018.

[34] 顾磊.心血管疾病治疗实践[M].哈尔滨:黑龙江科学技术出版社,2020.

[35] 李欣吉,郭小庆,宋洁,等.实用内科疾病诊疗常规[M].青岛:中国海洋大学出版社,2020.

[36] 孙源,韩新焕,郁芸,等.静息态功能磁共振成像在神经内科疾病中的应用[J].南京医科大学学报:自然科学版,2018,38(10):1477-1480.

[37] 黑博,王佳,王伟,等.基底核区高血压脑出血的立体定向治疗[J].中华神经外科杂志,2019,35(1):63-66.

[38] 张凯,邢国强,王寒,等.老年慢性支气管炎患者血清 IL-18、CXCR4 表达与呼吸道分泌物清除的关系[J].中国老年学杂志,2021,41(21):4673-4676.

[39] 谢鸣部,邹臻寰,陈晶,等.肾内科患者尿路感染病原菌分布及耐药性分析[J].中国病原生物学杂志,2020,15(2):221-224.

[40] 信学礼,宋德余,王成君,等.全甲状腺切除术治疗原发性甲亢合并甲状腺癌对患者预后的影响[J].实用医学杂志,2019,35(11):1809-1812.